ARCHIV FÜR TIERERNÄHRUNG

UNTER MITWIRKUNG VON

Prof. Dr. Dr. W. Lenkeit, Göttingen. Prof. Dr. K. Nehring, Rostock
Prof. Dr. Dr. Dr. h. c. Dr. h. c. A. Scheunert, Potsdam-Rehbrücke
Prof. Dr. Dr. W. Wöhlbier, Stuttgart-Hohenheim

HERAUSGEGEBEN VON

ERNST MANGOLD
Prof. Dr. med. Dr. phil. Dr. med. vet. h. c. Dr. agr. h. c.
Direktor des Instituts für Tierernährungslehre
der Humboldt-Universität Berlin

3. BAND
SEPTEMBER-OKTOBER 1952
HEFT
2

AKADEMIE-VERLAG · BERLIN

ARCH. TIERERNÄHRUNG · 3. BAND NR. 2 · S. 65–136 · BERLIN · SEPT.-OKT. 1952

INHALT

ALFRED SCHULZ

Über den Fluorstoffwechsel bei Kaninchen und weitere Ausarbeitung des Analysenganges 65

M. WITT

Untersuchungen über den Einfluß von Palmkern- und Kokoskuchen sowie Palmkern- und Kokosschroten mit unterschiedlichem Fettgehalt auf Milchmenge und Fettgehalt der Milch 80

K. NEHRING und W. SCHRAMM †

Zusammensetzung und Futterwert von Abfallfutterstoffen aus dem Gemüsebau 102

H. W. SCHARPENSEEL

Die Vitamingehalte der Rauhfuttermittel (Luzerne-, Rotklee- und Wiesenheu) in Abhängigkeit von Werbungsart, Mineralstoffaufnahme und Witterung während des Trocknens 122

Das Archiv für Tierernährung erscheint zweimonatlich in Heften zu 64 Seiten im Format 17,5 × 25 cm. Der Preis des Heftes beträgt DM 8,50. 6 Hefte werden zu einem Band vereinigt. Der Besteller muß sich zur Abnahme eines Bandes verpflichten. Die Hefte werden jeweils einzeln berechnet. Im Jahre erscheint nicht mehr als 1 Band. Bestellungen werden direkt an den Akademie-Verlag GmbH., Berlin NW 7, Schiffbauerdamm 19 oder über eine wissenschaftliche Buchhandlung erbeten.

Manuskriptsendungen — zugelassen sind die vier Kongreßsprachen — sind an den Herausgeber, Herrn Prof. Dr. Ernst Mangold, Berlin N 4, Invalidenstr. 42, zu richten. Mit der Veröffentlichung geht das alleinige Verlagsrecht an das Archiv für Tierernährung über. Daher müssen Arbeiten, die bereits an anderer Stelle veröffentlicht worden sind, zurückgewiesen werden. Die Verfasser verpflichten sich, Manuskripte, die vom Archiv für Tierernährung angenommen worden sind, nicht an anderer Stelle zu veröffentlichen.

Die Verfasser erhalten von größeren wissenschaftlichen Arbeiten 50 Sonderdrucke unentgeltlich. Den Manuskripten beiliegende Zeichnungen müssen sauber, in zweifacher Größe ausgeführt sein. Wenn sie nicht voll reproduktionsfähig nach den Vorschriften des Normblattes DIN 474 eingereicht werden, ist die Beschriftung nur mit Bleistift einzutragen. Zur Herstellung von Netzätzungen sind nur einwandfreie Photographien brauchbar.

Für alle Literaturzitate sind die Vorschriften des Normblattes DIN 1502 und 1502 Beiblatt I maßgebend. Die Zitate müssen den Verfasser (mit den Anfangsbuchstaben der Vornamen), den vollständigen Titel der Arbeit und die Quelle mit Band, Seitenzahl und Erscheinungsjahr enthalten. Das Literaturverzeichnis soll alphabetisch geordnet sein.

Herausgeber und verantwortlich für den Inhalt: Prof. Dr. med. Dr. phil. Dr. med. vet h. c. Dr. agr. h. c. Ernst Mangold, Berlin N 4, Invalidenstraße 42 (Fernruf 42 96 64). Verlag: Akademie-Verlag GmbH., Berlin NW 7, Schiffbauerdamm Nr. 19 (Fernruf: 42 55 71); Postscheckkonto: 350 21. Bestell- und Verlagsnummer dieses Heftes: 1010/III/2. Das Archiv für Tierernährung erscheint vorläufig jährlich in 1 Band zu 6 Heften. Bezugspreis je Einzelheft DM 8.50, ausschließlich Porto und Verpackung. Satz und Druck: Robert Noske, Borna (Bez. Leipzig). Veröffentlicht unter der Lizenz-Nr. 1213 des Amtes für Literatur und Verlagswesen der Deutschen Demokratischen Republik. Printed in Germany.

Aus dem Institut für Tierernährungslehre der Humboldt-Universität Berlin
(Direktor Prof. Dr. E. MANGOLD)

ALFRED SCHULZ

ÜBER DEN FLUORSTOFFWECHSEL BEI KANINCHEN UND WEITERE AUSARBEITUNG DES ANALYSENGANGES

Inhaltsübersicht

A. Einleitung.

B. Methodik.
1. Zu den Methoden der quantitativen Fluorbestimmung.
2. Weitere Entwicklung der Arbeitsmethode.

C. Weitere Untersuchungen über den Fluorstoffwechsel.
1. Fluorbestimmungen von Fluorhaltigen Futterkalken und Futter/Kalkgemischen.
2. Fluorbestimmungen von Kotmehlgemischen.
3. Fluorbestimmungen von Fluor-Harngemischen.
4. Fluor-Bilanzversuche an Kaninchen.

D. Arbeitsvorschrift.

E. Besprechung der Versuchs-Ergebnisse.

F. Zusammenfassung.

A. Einleitung

Die in der vorigen Arbeit [20] beschriebenen Ergebnisse über quatitative Bestimmungen des Fluor in Fluor-haltigen Futterkalken, Futtergemischen, Harnen und Koten ließ noch einige Fragen ungeklärt.

Während der Fortführung der Versuche über den Fluorstoffwechsel bei Kaninchen und der weiteren Bearbeitung der Methode erhielten wir Kenntnis über weitere neue Arbeiten auf dem Gebiet der Fluoranalyse. Diese bestätigten uns, wie groß das Interesse und gleichzeitig auch die Schwierigkeiten für eine sichere Analysenmethode sind, die möglichst für alle Substanzen, vor allem für Substanzgemische mit organischem Material (Futter, Kot und Harn) bei geringem Fluorgehalt (5—50 mg) zum sicheren Erfolge führt. Es ist in den meisten dieser Arbeiten jedoch nur von neueren Bestimmungsmethoden für anorganische Substanzgemische die Rede. Hier sind besonders folgende Arbeiten zu nennen: S. GERICKE u. B. KURMIES [7], HOWARD S. CLARK [2], JASON M. SALZBURY, JAMES M. COLE ju., LYLE G. OVERHOLSER, ALFRED R. ARMSTRONG u. JOHANN H. YOE [18], HABERT H. WILLARD u. CHARLES A. HARTON [22], HENRY G. PETROW u. LEONARD K. NASH [16], A. G. SHARPE [21], H. J. EMELEINS [4], R. LICHTENBERGER [12], F. E. KENNA [13], PAUL EHRLICH u. GERHARD PIETZKA [3].

Zur Fluorbestimmung in F-haltigem organischen Material gehen die Verfasser nach der grundsätzlich gleichen Methode der Verbrennung bzw. Veraschung der Substanzen vor, wobei als Bindeelement für das Fluor Calcium verwendet wird. (Vergleiche hierzu auch TH. VON FELLENBERG [5] u. R. D. GALOWITSCH [6].)

Aus der Tatsache, daß das Fluor auf der ganzen Erdkruste in kleinsten Mengen und in etwas größerer Menge in Phosphatablagerungen in der Erde gefunden wird, ist wohl zu schließen, daß Phosphatverbindungen hier chemisch eine wesentliche Rolle spielen. Das Fluor zeigt eine starke Affinität zu den Verbindungen des Phosphors und liegt anscheinend nesterartig in den Natur-Phosphaten vor.

B. Methodik

1. Zu den Methoden der quantitativen Fluorbestimmung

Grundsätzlich sind die Methoden der quantitativen Fluorbestimmung auf der Abspaltung des Fluorion über Kieselfluorwasserstoff aufgebaut, wobei in der Literatur für die weitere Verarbeitung des Destillates viele Arbeitsvorschriften gegeben wurden (siehe hierzu BREDEMANN [1]).

Es werden in neuerer Zeit zur Isolierung Thorium-, Zirkon- und Bleiverbindungen bevorzugt, die in äquivalentem Verhältnis mit Fluorionen reagieren und woraus das Fluor dann bestimmt bzw. berechnet wird. Nach GERICKE u. KURMIES [7], sowie CLARK [2], SALZBURY u. a.[18], WILLARD u. HARTON [22], KENNA [13] u. GALOWITSCH [6] wird das Fluorion als Thorium- oder Zirkonfluorid bestimmt. PETROW u. NASH [16], EHRLICH u. PIETZKA [3] sowie SAYLOR u. Mitarbeiter [19] bestimmen die Fluorionen aus dem Destillat als Bleichlorfluorid.

Neuerdings beschrieben GILBERT u. SAYLOR [8] eine Methode der Fluorbestimmung von organischen Substanzen mittels Aluminiumchlorid.

2. Weitere Entwicklung der Arbeitsmethode

Es blieb nach unserer ersten Mitteilung [2] noch ungeklärt, wo bzw. in welcher Form das bei der Futter- und Kotanalyse fehlende, in anorganischer Bindung eingesetzte Fluor, bei Anwesenheit organischer Substanzgemische wie Stroh-, Hafer-, Gersten- und Heumehl bzw. Kotmehl, bei der Verbrennung verbleibt bzw. verloren geht.

Für zahlreiche Ansätze von F-haltigen Naturkalkgemischen mit Fluorgehalten von 0,25 bis 0,7% Fluor liegt in der Abtrennung des Fluors aus dem

Kieselfluorwasserstoff als Bleichlorfluorid eine für uns brauchbare Substanz zur quantitativen Bestimmung des Fluors vor. Diese Methode geht von der bekannten Abspaltung des Fluors als Kieselfluorwasserstoff aus und führt nach Fällung mit 10%iger Bleiacetatlösung zur Bestimmung des Fluors als Bleichlorfluorid.

Ich wählte diese Methode, da sich bei der Notwendigkeit zahlreicher Analysen die Bestimmung als Thorium- bzw. Zirkonfluorid für uns bei Reihenversuchen zu teuer stellte.

Diese Bestimmung ist für Fluorbestimmungen in anorganischen Substanzgemischen von etwa fünf mg aufwärts gut brauchbar. Desgleichen ist diese Methode zur Bestimmung Fluor-haltiger Harne bzw. deren Aschen verwendbar.

Das Fluor lag bei meinen ersten Versuchen als sogenannter Bino-Futterkalk, einem natürlichen, mit Kalk aufgeschlossenen Naturphosphat, vor. Die verwendeten Calcium und Phosphat enthaltenden Substanzen ergaben zufriedenstellende Werte für den Fluorgehalt.

Bei der nun folgenden Verwendung von künstlichen Calciumkarbonat-Calciumfluoridgemischen wurden nicht so hohe und nicht so gleichmäßige Werte erhalten. Bestimmungen von Calciumphosphat-Calciumfluoridgemischen waren dagegen verlustloser und gleichmäßiger.

Fluorbestimmungen von Futter/Futterkalk- und von Kotgemischen bereiteten jedoch weiterhin Schwierigkeiten. Aus den eingesetzten Futter-Futterkalkgemischen konnte das Fluor durch gewöhnliche Veraschung nicht oder nur teilweise wiedergefunden werden. Lange Versuchsreihen unter Zusatz von Calciumhydroxyd oder Calciumkarbonat zum Futter führten nicht zum erwarteten Ergebnis, was durch die leichte Zersetzung des Calciumfluorids bei Gegenwart von Kohlendioxyd und die Flüchtigkeit vieler Fluorverbindungen bedingt ist.

Ansätze aus 120 g Trockenfuttergemisch mit 5 g Calciumkarbonat/Calciumfluoridgemisch, die Mengen von 15—50 mg Fluor enthielten, ließen in den Aschen nur Spuren des eingesetzten Fluors wieder auffinden. Ansätze unter Zusatz größerer Mengen an Kalkmilch und Natronlauge bzw. festem Calciumhydroxyd ergaben nur geringe Besserung der Werte für den Fluorgehalt. Es war hiernach anzunehmen, daß das nicht wiedergefundene, aber ursprünglich eingesetzte Fluor bei der Veraschung der Substanzgemische mit dem Rauch verloren ging.

Bekannt ist, wie ich schon in meiner ersten Arbeit mitteilte, daß das Fluor früher schon im Fabrikrauch festgestellt wurde (HUPKA u. LUY [11]).

Um darüber weitere Klarheit zu erhalten, setzte ich Fluorbestimmungen an, wobei

1. das gesamte Gemisch aus Futter und F-haltigem Kalkgemisch zusammen im Porzellantiegel verascht wurde und

2. das Futtergemisch und das F-haltige Kalkgemisch einzeln verascht, die Aschen miteinander gemischt und auf den Fluorgehalt analysiert wurden.

Aus der Analyse von 1. wurde wenig Fluor gefunden, während nach 2. das Fluor fast restlos wiedergefunden wurde.

War nach 2. die Futterasche nicht restlos verascht, so entstanden nach nochmaligem Erhitzen des Aschegemisches erhebliche Fehler. Hieraus geht klar hervor, daß die Fluorverbindungen bei der Verbrennung der organischen Substanz gespalten werden und das Fluor mit dem Rauch verloren geht.

Hierauf folgende Versuche über die Lagerfähigkeit von Bino-Futterkalken und Calciumcarbonat/Calciumfluoridgemischen brachten nachstehend angeführte Feststellungen:

a) Die Fluor-haltigen Bino-Futterkalke sind bei längerer Lagerung an der Luft praktisch mehrere Monate ohne F-Verlust beständig.

b) Calciumcarbonat-Calciumfluoridgemische nehmen bei Lagerung an der Luft schon nach kurzer Zeit und ständig an Fluor ab.

c) Ansätze nach b), die wenige Stunden erhitzt werden, verlieren erheblich an Fluor.

Der Fluorverlust mußte hiernach durch die Kohlensäure der Luft bzw. noch stärker durch die bei der Verbrennung der organischen Substanz entstehenden Rauchgase (CO_2) hervorgerufen worden sein.

Das mit den Rauchgasen verlorengehende Fluor zu finden, wurde anschließend versucht. Hierfür verwandte ich einen emaillierten Trichter, dessen hochgerichtetes Ablaufrohr mittels einer Gummischlauchverbindung mit einem seitwärts wieder abwärtsführenden Glasrohr verbunden wurde. Dieses Glasrohr führte in eine mit einem durchbohrten Gummistopfen gedichtete Saugflasche bis auf den Boden der ersten Flasche. Das seitliche Absaugrohr der ersten Saugflasche führte zu einer zweiten, der ersten gleichen Saugflasche, durch die die Gase mittels einer Wasserstrahlpumpe gezogen wurden. Die beiden Saugflaschen wurden bis etwa zur Hälfte mit n-Natronlauge und Calciumhydroxydaufschlämmung bzw. Calciumphosphataufschlämmung gefüllt. Das zu analysierende und erst zu verbrennende Substanzgemisch wurde unter dem Trichter langsam verschwelt. Nach Beendigung der Verschwelung wurde der Tiegelinhalt stärker erhitzt und schließlich auf dem Gebläse — ohne Trichteraufsatz — etwa eine Stunde geglüht und daraus der Fluorgehalt bestimmt.

Der Waschflascheninhalt der durchgezogenen Rauchgase wurde eingedampft, getrocknet, geglüht und ebenfalls auf den Fluorgehalt analysiert. Hierbei stellte ich fest, daß die durch die Waschflaschen — mit Natronlauge und Calciumhydroxyd gefüllt — gegangenen Verbrennungsgase keine oder nur wenig Fluorverbindungen an die Waschflaschen abgegeben hatten.

Hierauf folgten Versuche, bei denen durch genau so gefüllte Waschflaschen, denen außerdem Calciumfluorid mit bekanntem F-Gehalt zugesetzt wurde, längere Zeit Luft durchgezogen wurde. Sie brachten die Kenntnis, daß

a) das an Calcium gebundene Fluor bei starkem Luft- und Kohlendioxyddurchstrom — je nach Versuchsdauer — aus der Substanz zum großen Teil verlorengeht, während Calciumfluorid mit Calciumtriphosphat gemischt, unter diesen Bedingungen keinen Fluorverlust brachte.

b) Aus dieser Feststellung erklärt sich nun auch der stete Fluorverlust von länger lagerndem Calciumfluorid, dessen Fluorgehalt in den uns zur Verfügung stehenden Substanzen im Laufe von zwei bis drei Jahren (Calciumfluorid in Glasflaschen) ständig abnahm. Dieser Fluorverlust muß wohl ebenfalls auf den Kohlendioxydgehalt der Raumluft zurückzuführen sein, da bei Substanzentnahme aus der Flasche die Luft einwirken kann.

Wie vorn schon erwähnt, ist bekannt, daß die in der Natur gefundenen Fluorverbindungen mit Phosphatverbindungen zusammen vorkommen. Hierauf durchgeführte Versuche, die Fluorverbindungen in Anwesenheit von Calciumphosphaten umzusetzen, bewiesen, daß die Bindung des Fluors an Calcium in Anwesenheit von Phosphaten fester und beständiger ist als mit Calciumcarbonat bzw. Calciumhydroxyd allein. Aus der Fluoranalyse von Calciumfluorid/Calciumphosphatgemischen wurden bessere und gleichmäßigere Werte an Fluor erhalten als aus der Analyse von Calciumfluorid-Calciumcarbonatgemischen (vgl. hierzu auch HILL u. AUDRIETH [9, 10], MOYSKI [15], PRIEST [17]).

Nach der Veraschung von entsprechend gleichen Mengen Futter/Calciumfluorid/Calciumphosphatgemischen wurde in der Asche der größte Teil des Fluors wiedergefunden, während aus den Waschflaschenlösungen der Rauchgase auch kein oder nur Spuren an Fluor bestimmt werden konnten.

Die schon erwähnten Versuche zur Erkennung der Fluorverluste (vgl. a u. b), bei denen ein flotter bzw. im anderen Fall ein ruhiger Luftstrom durch ein Wasser/Calciumfluorid/Calciumcarbonat-Gemisch für 8—20 Stunden gezogen wurde, ergaben nach der Analyse merkliche bzw. erhebliche Fluorverluste. Dies ist wohl als Beweis der durch Luft (CO_2-haltig) leicht entstehenden Fluoridspaltung anzusehen. Bei dem Arbeitsgang unserer Aufarbeitungsmethode (Verbrennung viel organischer Substanz, hohe Temperaturen und langer Analysengang) sind dem Fluorverlust noch größere Möglichkeiten gegeben.

C. Weitere Untersuchungen über den Fluorstoffwechsel

Bei den Stoffwechselversuchen, die unter Zusatz von phosphathaltigen Bino-Futterkalken durchgeführt worden waren [20], war neben dem Fluor im Harn, auch in den Koten ein Teil des Fluors wieder aufzufinden. Dagegen wurde aus Stoffwechselversuchen unter Zusatz eines künstlichen Calciumcarbonat-Calciumfluoridgemisches außer Fluor im Harn in den Koten kein oder nur Spuren des Fluors wiedergefunden. Dies scheint wieder auf den Mangel an Phosphat hinzudeuten.

Aus den weiteren Versuchen ergab sich, daß dem Fluorverlust bei der Veraschung viel organischer Substanz nur durch Zugabe *großer Calciumphosphatmengen* beizukommen ist. Es besteht hierbei jedoch die Notwendigkeit einer ganz gleichmäßigen Mischung der organischen Substanz mit viel Calciumphosphat. Aus den Versuchen ergab sich nämlich, daß zur quantitativen Festhaltung von 20 mg an Calcium gebundenen Fluors, bei der Veraschung von 120 g Trockenfuttergemisch, dem 5 g eines Calciumphosphat/Calciumfluoridgemisches zugesetzt war, durchschnittlich 45—50 g *Calcium-*

triphosphat notwendig sind. Einen Beweis für die Notwendigkeit dieser erheblichen Calciumphosphatmenge brachten Bestimmungen aus $^1/_4$ oder $^1/_2$ des Futtergemisches. Die so durchgeführten Bestimmungen waren sehr zufriedenstellend.

Zur quantitativen Fluorbestimmung F-haltiger Kaninchenkote wurde im Vergleich zu den Futtergemischen die doppelte Calciumphosphatmenge benötigt.

Hierauf durchgeführte Stoffwechselversuche bei Kaninchen, bei denen dem Trockenfuttergemisch ein Calciumphosphat/Calciumfluoridgemisch zugesetzt wurde und wobei die erhaltenen Kote mit großen Calciumphosphatmengen umgesetzt wurden, brachten den Beweis für die *wesentliche Einwirkung des Calciumphosphates.*

Versuchsergebnisse

1. *Fluorbestimmungen von Fluor-haltigen Kalkgemischen und Futter/Kalkgemischen.*

   a) Fluor-haltige Kalkgemische.
   Die Ergebnisse sind in Tabelle 1 wiedergegeben.

   b) Fluor-haltige Futter/Kalkgemische.
   1. Beispiele der F-Analyse von 140 g Futtergemisch aus 78 g Gerstenmehl, 28 g Weizenkleie, 28 g Strohmel, 5 g Hafermehl + 1 g Hefe unter Zusatz F-haltiger Kalkgemische.
   Die Ergebnise sind in der Tabelle 2 wiedergegeben.

   c) Beispiele entsprechend mit 120 g Futtergemisch.
   Die Ergebnisse sind in der Tabelle 3 wiedergegeben.

   d) Fluorbestimmungen des halben Futtergemisches
   (60 g + 5 g $Ca_3(PO_4)_2/Ca\,Fe_2$).
   Die Ergebnisse sind in der Tabelle 4 wiedergegeben.

   e) Fluorbestimmungen von $^1/_4$ des Futtergemisches
   (30 g + 5 g $Ca_3(PO_4)_2/Ca\,F_2$ bzw. $Ca\,HPO_4/Ca\,F_2$).
   Das $^1/_4$ Futtergemisch bestand aus: 17 g Gerstenmehl, 6 g Weizenkleie, 6 g Strohmehl, 1 g Hafermehl, 0,20 g Hefe und 5 g Phosphat mit 77 mg $Ca\,F_2$.
   Die Ergebnisse sind in der Tabelle 5 wiedergegeben.

2. *Fluorbestimmungen von Kotmehlgemischen.*

   a) Fluorbestimmungen von 30 g F-freiem Kotmehl unter Zusatz F-haltiger Substanzen.
   Die Ergebnisse sind in der Tabelle 6 wiedergegeben.

   b) Fluorbestimmungen von F-freiem Kotmehl unter Zusatz von F-haltigen Calciumphosphat-Calciumfluoridgemischen (mit stets gleicher Menge an Fluor).
   Die Ergebnisse sind in der Tabelle 7 wiedergegeben.

Tabelle 1

	Asche g	Verbr. n/10 Ag NO_3 cm^3	mg Fluor gefunden	mg Fluor erwartet
Ansatz: 5 g Ca CO_3/Ca F_2 — Gemisch mit 20 mg Fluor nicht erhitzt	5	11,5	21,85	20
„ „ „ „ „ „ — „ „ „ „ geglüht	3,8859	8,70	16,53	20
„ „ „ „ /$CaHPO_4$ CaF_2 — „ „ „ „ geglüht	4,1040	10,34	19,64	20
„ „ $CaHPO_4$/CaF_2 — „ „ 19 mg „ nicht erhitzt	5	9,75	18,52	19
„ „ $Ca_3(PO_4)_2$/CaF_2 — „ „ „ „ nicht erhitzt	5	10,00	19,00	19

Tabelle 2

	Asche g	Verbr. n/10 Ag NO_3 cm^3	mg Fluor gefunden	mg Fluor erwartet
Ansatz: mit 5 g Bino-Futterkalk + 140 g Futtergemisch + 15 g $Ca(OH)_2$	26,2830	2,80	5,32	19
„ „ „ „ „ + „ „ einzeln verascht u. gemischt .	9,3569	8,75	16,62	19
„ „ „ „ „ + „ „ „ „ „ „ .	9,3048	8,98	17,06	19
„ „ „ $CaCO_3$/CaF_2 Gem. + „ „ „ „ „ „ .	5,2968	10,9	20,71	20
„ „ „ „ „ „ + „ „ „ „ „ „ .	5,348	11,88	22,57	20
„ „ „ „ „ „ + „ „ „ „ „ „ .	6,2284	10,66	20,25	20
„ „ „ „ „ „ + „ „ zusammen verascht	8,976	5,7	10,86	20
„ „ „ „ „ „ + „ „ + 6 g $Ca(OH)_2$ + 80 cm^3 NaOH	20,306	0,8	1,5	10
„ „ „ „ „ „ + „ „ + „ „ + „ „	26,36	1,7	3,0	10
„ „ „ $CaHPO_4$/CaF_2 Gem. + „ „ einzeln verascht u. gemischt .	5,5559	11,6	22,04	20
„ „ „ „ „ „ + „ „ „ „ „ „ .	5,1963	11,93	22,66	20

Tabelle 3

	Asche g	Verbr. n/10 Ag NO_3 cm^3	mg Fluor gefunden	mg Fluor erwartet
Ansatz: mit 5 g Bino-Futterkalk + 120 g Futtergemisch zusammen verascht	9,1691	4,42	8,39	10
„ „ „ „ „ + „ „ „ „	9,6391	4,6	8,74	10
„ „ „ „ „ + „ „ „ „	9,7345	6,98	13,3	20
„ „ „ „ „ + „ „ „ „	9,6548	7,5	14,45	20
„ „ „ „ „ + „ „ „ „	10,1868	6,0	11,4	20
„ „ „ $Ca_3(PO_4)_2$/CaF_2 + „ „ „ „ . . .	9,788	5,85	11,12	20
„ „ „ „ „ + „ „ „ „	10,1868	6,6	12,54	20

Tabelle 4

Asche in g	Verbr. n/10 Ag NO_3	mg Fluor gefunden	mg Fluor erwartet
a) 7,5902	7,2	13,68	20
b) 7,610	7,93	15,06	20

Tabelle 5

Asche in g	Verbr. n/10 Ag NO_3	mg Fluor gefunden	mg Fluor erwartet
a) 6,2357	11,2	21,28	20
b) 6,2165	12,16	23,1	20
c) 5,8149	10,95	20,8	20
$^1/_4$ Futter / Ca HPO_4 / Ca F_2-Gemisch			
d) 5,5938	9,9	18,81	20

Tabelle 6

Ansatz:	30 g Kotmehl + 3 g Calciumhydroxyd + 5 g Bino-Futterkalk	30 g Kotmehl + 3 g Calciumhydroxyd + 5 g Ca HPO_4/CaF_2-Gemisch
Asche in g	9,2796	9,2467
Verbr. n/10 Ag NO_3	4,7	9,9
mg Fluor gefunden	8,93	18,8
mg Fluor erwartet	19	19—20

Tabelle 7

Kotmehl in g	20	30	30	30	30 (Ca HPO_4)	40	60	60
g $Ca_3(PO_4)_2/CaF_2$ (17—20 mg F)	15	5	10	15	15	10	5	10
Asche in g	15,83	7,367	12,018	16,6438	14,8489	15,0638	9,56	14,396
Verbr. n/10	9,21	6,8	7,5	8,89	10,31	5,0	3,6	4,23
mg Fluor gefunden	17,5	12,92	14,25	16,89	19,59	9,5	6,84	8,03

Aus den angeführten Zahlen ist deutlich der Einfluß der Calciumphosphatmengen auf die Genauigkeit der Menge des wiedergefundenen Fluors ersichtlich.

3. *Fluorbestimmungen aus Fluor-Harngemischen.*

Gemisch aus F-freiem Harn und 10 g Binofutterkalk (phosphathaltig) mit 38 mg Fluor.

Die Ergebnisse sind in der Tabelle 8 wiedergegeben.

Tabelle 8

Ansatz:	362 cm³ Harn + 10 g Bino-Futterkalk	372 cm³ Harn + 10 g Bino-Futterkalk
Asche in g	9,723	9,57
Verbr. n/10 Ag NO_3	19,7	19,2
mg Fluor gefunden	37,4	37

Diese aus der Analyse gefundenen Fluormengen zeigen deutlich, daß *bei der Fluorbestimmung alkalisch reagierender Harne praktisch keine wesentlichen Verluste an Fluor entstehen.* Zu beachten ist jedoch, daß die Harne alkalisch reagieren bzw. vor der Verarbeitung alkalisch gemacht werden.

4. *Fluor-Bilanzversuche an Kaninchen.*

a) Bilanzversuch mit drei Tieren über 10 Tage.

Das Futtergemisch bestand pro Tag aus: 75 g Gerstenmehl, 20 g Weizenkleie, 30 g Strohmehl, 5 g Hafermehl und 5 g Bino-Futterkalk (19 mg F).

Der Kot der Tiere wurde bei 65° C getrocknet und gemahlen. Von dem Gesamtkotmehl jeden Tieres wurden jeweils $^1/_{10}$ bzw. $^2/_{10}$ verascht und nach meiner ersten Methode auf den Fluorgehalt untersucht. Bei der Analyse der Harne wurde entsprechend verfahren.

Die Ergebnisse sind in der Tabelle 9 wiedergegeben.

Tabelle 9

Tier 57	Asche g	n/10 $AgNO_3$	mg Fluor gefunden
1/10 Kotasche	5,5314	3,82	7,258
2/10 Kotasche	9,9932	7,1	13,49
10/10 Harnasche	32,75	—	82 mg 32,6 %
Aus Kot + Harn für 10 Tage			131 mg = 68,9 %
Tier 21			
1/10 Kotasche	5,1794	3,24	6,2
2/10 Kotasche	9,82	7,15	13,6
10/10 Harnasche	30,1275	—	30,20 mg 15,89 %
Aus Kot + Harn für 10 Tage			96,20 mg = 50,6 %
Tier 23			
2/10 Kotasche	7,1655	5,7	10,83
2/10 Kotasche	7,256	5,45	10,4
10/10 Harnasche	39,448	—	40,8 mg 23,5 %
Aus Kot + Harn für 10 Tage			96,92 mg = 51 %

b) *Bilanzversuch zu a) ohne Zusatz F-haltiger Substanz.*

Es wurde das gleiche Futtergemisch ohne Bino-Futterkalkzusatz gefüttert. Die Aufarbeitung der Kote und Harne glich denjenigen vom Versuch a).

Ergebnis: In den Koten und Harnen wurde nach dieser Methode *kein* Fluor nachgewiesen.

c) *Fluor-Bilanzversuch mit zwei Kaninchen mit Calciumcarbonat/Calciumfluorid.*

Der Versuch wurde 10 Tage mit zwei Kaninchen durchgeführt. Das Futtergemisch bestand pro Tag aus: 73 g Gerstenmehl, 26 g Weizenkleie, 26 g Strohmehl, 5 g Hafermehl und 5 g Futterkalkgemisch aus: 5 g Ca CO_3/Ca F_2-Gemisch mit 19 mg Fluor (für 10 Tage pro Tier: 190 mg Fluor).

Ergebnis:

Tier 57. Fluor im Kot von 10 Tagen: 0
Tier 57. Fluor im Harn von 10 Tagen: 67 mg = 35,2%;
Tier 23. Fluor im Kot: 0
Tier 23. Fluor im Harn: 116,2 mg = 61,1%.

d) *Fluor-Bilanzversuch mit drei Kaninchen mit Calciumcarbonat/Calciumfluoridgemisch.*

Ein mit den gleichen Tieren nach Vorfütterung mit dem gleichen F-haltigen Futtergemisch angesetzter Bilanzversuch mußte nach drei Tagen wegen Freßunlust der Tiere abgebrochen werden. Es war bei Verwendung des Calciumcarbonat/Calciumfluoridgemisches eine deutliche Schwächung der Tiere bemerkbar. Die tägliche Fluorgabe in Form von Calciumfluorid betrug 15 mg. Die aus diesem 3-tägigen Stoffwechselversuch gefundenen Werte sind folgende:

Tier 57. Fluor im Kot: 0; Tier 23. 0
Tier 57. Fluor im Harn: 20 mg = 44,4%; Tier 23: 18 mg = 40%.

Das Tier 23 starb nach einigen Tagen. Eine Steigerung der täglichen Fluormenge im Futtergemisch auf 30 mg Fluor im Calciumcarbonat/Calciumfluoridgemisch, wobei die Tiere in ihren üblichen Käfigen blieben, führte zu einem weiteren Todesfall. Alle Tiere ließen dieses Futtergemisch stehen.

Aus weiteren Versuchen, bei denen das Calciumcarbonat durch Calciumtriphosphat bzw. Calciumdiphosphatgemische ersetzt wurde, ergab sich:

e) *Fluor-Bilanzversuch unter Zusatz von Calciumtriphosphat/Calciumfluoridgemisch.*

Das Futtergemisch für die Tiere Nr. 20 und Nr. 21 bestand täglich aus: 68 g Gerstenmehl, 24 g Weizenkleie, 24 g Strohmehl, 4 g Hafermehl, 1 g Hefeflocken und 5 g Calciumtriphosphat/Calciumfluoridgemisch mit 77 mg Calciumfluorid = 19 mg Fluor.

Für das Tier Nr 23 bestand es aus: 78 g Gerstenmehl, 28 g Weizenkleie, 28 g Strohmehl, 5 g Hafermehl, 1 g Hefeflocken und 5 g des gleichen Calciumtriphosphat/Calciumfluoridgemisches.

Die anfallenden Frischkote der Tiere Nr. 20 und Nr. 21 wurden zerdrückt, mit 45 g Calciumtriphosphat bestreut und hierauf bei 65° C getrocknet. Der Kot des Tieres Nr. 23 wurde erst bei 65° C getrocknet, dann zerdrückt und mit 45 g Calciumtriphosphat gemischt. Hierauf wurden die getrockneten Kote jedes Tieres von 5 Tagen gemahlen und von den Kotmehlen jeweils $^1/_5$ verascht. Von den Aschen wurde der Fluorgehalt bestimmt.

Die neutral reagierenden Harne von jedem Tier wurden eingedampft, jeweils mit 5 g Calciumtriphosphat versetzt und verascht. Die Aschen wurden in Hälften auf ihren Fluorgehalt untersucht.

Die Ergebnisse sind in der Tabelle 10 wiedergegeben.

Tabelle 10

*Tier 20**	Asche g	Verbr. n/10 $AgNO_3$	mg Fluor gefunden
$^1/_5$ Kotasche	39,58	5,2	9,88
$^2/_5$ Kotasche	79,104	10,2	19,38
im Kot von 5 Tagen			48,64
$^1/_2$ Harnasche	6,065	11,36	21,58
$^1/_2$ Harnasche	6,064	11,15	21,18
Fluor im Futterrest	12,763	1,31	2,49
Gesamt-Fluor			93,85 = 97,7 %
Tier 21			
$^1/_5$ Kotasche	40,615	5,9	11,21
$^1/_5$ Kotasche	41,14	5,95	11,30
im Kot von 5 Tagen			56,50
$^1/_2$ Harnasche	6,10	7,68	14,59
$^1/_2$ Harnasche	6,43	7,49	14,23
Gesamt-Fluor			85,32 = 89,89 %
Tier 23			
$^1/_5$ Kotasche	35,328	6,15	11,68
$^1/_5$ Kotasche	36,416	6,85	13,01
im Kot von 5 Tagen			61,73
$^1/_2$ Harnasche	7,102	4,65	8,83
$^1/_2$ Harnasche	7,102	4,50	8,55
Fluor im Futterrest	21,47	3,06	5,81
Gesamt-Fluor			84,92 = 89,39 %

* Dieses Tier hatte langsamer das Futter aufgenommen.

f) *Fluor-Bilanzversuche an 3 Kaninchen mit Calciumdiphosphat/Calciumfluoridgemisch mit 18,5 mg F.*

Das Futtergemisch bestand für die Tiere Nr. 20 und Nr. 21 pro Tag aus: 68 g Gerstenmehl, 24 g Weizenkleie, 24 g Strohmehl, 4 g Hafermehl und 5 g Calciumdiphosphat/Calciumfluoridgemisch mit 77 mg Calciumfluorid =

18,5 mg Fluor. Das Futtergemisch für das Tier 23 bestand aus: 56 g Gerstenmehl, 20 g Weizenkleie, 20 g Strohmehl, 4 g Hafermehl und 5 g des gleichen Calciumdiphosphat/Calciumfluoridgemisches.

Der Kot wurde entsprechend dem Versuch unter e) behandelt. Die bei diesem Versuch anfallenden Harne reagierten stark sauer und wurden vor dem Eindampfen mit einigen Kubikzentimetern n-Natronlauge alkalisch gemacht.

Nach dem Mahlen der Kot-Calciumdiphosphatgemische wurden jeweils $^1/_5$ dieser Kotgemische auf den Fluorgehalt untersucht. Die alkalisch gemachten Harne wurden eingedampft, je mit 5 g Calciumdiphosphat versetzt, hierauf verascht und die Harnaschen jeden Tieres in zwei Anteilen auf ihren Fluorgehalt untersucht.

Die Ergebnisse sind in der Tabelle 11 wiedergegeben.

Tabelle 11

Tier 20 *Kot 20 : 438 g : $^1/_5$ = 87,5 g*	Asche g	Verbr. n/10 $AgNO_3$	mg Fluor gefunden
$^1/_5$ Kotasche	37,4467	6,55	12,44
$^1/_5$ Kotasche	37,445	5,64	10,64
$^1/_5$ Kotasche	37,5016	5,72	10,86
im Kot von 5 Tagen			56,56
$^1/_2$ Harnasche	7,47	4,5	8,55
$^1/_2$ Harnasche	7,47	4,0	7,6
Gesamt-Fluor			72,71 = 78,6 %
Tier 21 *Kot 21 : 430 g : $^1/_5$ = 86 g*			
$^1/_5$ Kotasche	38,0618	5,85	11,115
$^1/_5$ Kotasche	37,6962	5,13	9,747
$^1/_5$ Kotasche	37,7110	4,63	9,177
im Kot von 5 Tagen			50,06
$^1/_2$ Harnasche	7,4834	2,93	5,56
$^1/_2$ Harnasche	7,483	2,60	4,94
Gesamt-Fluor			60,56 = 65,47 %
Tier 23 a *Kot 23 a. 409,5 : $^1/_5$ = 82 g.*			
$^1/_5$ Kotasche	38,195	3,6	6,84
$^1/_5$ Kotasche	38,18	2,43	4,62
$^1/_5$ Kotasche	37,929	5,45	10,35
im Kot von 5 Tagen			36,35
$^1/_2$ Harnasche	6,7	4,15	7,88
$^1/_2$ Harnasche	6,7	5,80	11,02
Gesamt-Fluor			55,25 = 59,72 %

Die Ergebnisse der Versuche 4 f zeigen im Vergleich zu denjenigen unter 4 e eine deutliche Abweichung im Fluorgehalt der Harne. Diese niederen Werte waren zu erwarten, da die Harne aller drei Tiere stark sauer reagierten. Auch der wechselnde Fluorgehalt des Kotes von Tier Nr. 23 a ist damit zu erklären, denn dieser Kot wurde erst nach dem Trocknen mit einer größeren Menge Calciumdiphosphat versetzt. Ferner sind die niederen Gesamtfluormengen auch mit durch die Verwendung des sauer reagierenden Calciumdiphosphates bedingt.

Dies beweisen auch die Fluor-Futteranalysen, die bei der Verwendung des Calciumdiphosphates erhalten wurden (siehe 1 b, 2).

D. Arbeitsvorschrift

a) Zur Analysenmethode.

Die von mir zu den früheren Versuchen angewandte Arbeitsmethode — Abspaltung des Fluor als Kieselfluorwasserstoff und anschließende Bindung des Fluorions als Bleichlorfluorid — habe ich im wesentlichen beibehalten. Es stellte sich bei den Analysen jedoch heraus, daß bei geringem Fluorgehalt die Schwerlöslichkeit des bei der Fällung als Bleichlorfluorid mitfallenden Bleichlorids stark berücksichtigt werden muß. Die Fällung muß bei einer Verdünnung durchgeführt werden, die die gleichzeitige Ausscheidung von Bleichlorid ausschließt, oder es müssen diese Mengen als Blindwerte in Abzug gebracht werden. Die letztere Arbeitsweise bringt jedoch Fehler mit sich. Die Blindwerte können im letzten Fall auf einer Tabelle festgelegt werden.

Auf die Fehlerquellen der Bleichlorfluoridmethode gehen auch SAYLER, DEAL jr., LARKIN, TAVENNER u. VOSBURGH [19] ein.

b) Neue Analysenvorschrift zur Bestimmung des Fluorgehalts von Fluorhaltigen Futtergemischen bzw. Kot und Harn.

Das Futtergemisch (120 g) bzw. der aus dem Stoffwechsel anfallende Kot (bis 60 g) wird in einem glasierten Mörser zerdrückt und mit 50 g Calciumtriphosphat bestreut bzw. gemischt und bei Koten etwa 6 Stunden im Trockenschrank bei 65° C getrocknet. Die aus einem mehrere Tage durchgeführten Stoffwechselversuch anfallenden getrockneten Kot/Phosphatgemische werden gemahlen. Die einem Tageskot entsprechende Menge wird in einer Metallschale unter dem Rauchfang vorsichtig verascht. Die Asche wird mit Quarzsand (etwa 5 g) und einem Gramm trockenen Kupfersulfat (zur gleichmäßigen Spaltung) und wasserfreier Schwefelsäure in der früher [20] beschriebenen Apparatur bei 130° C fünf Stunden umgesetzt. Die aus den U-Rohren gewonnene Waschlösung wird in einem Becherglase mit 10 cm³ n-Salzsäure versetzt und mit n-Natronlauge gegen Methylorange neutral gestellt. Diese Lösung wird auf 400 cm³ Lösung aufgefüllt, auf 70° C kurze Zeit erwärmt und mit 15 cm³ 10%iger Bleiacetatlösung versetzt. Das Fällungsprodukt wird nach 24 Stunden durch einen Goochtiegel (mit Papierfiltereinlage) abgesaugt. Glas und Goochtiegel werden sodann 20 Minuten bei 118° C getrocknet. Die getrocknete Substanz wird aus dem Goochtiegel zu der im Becherglas vorhandenen gepinselt und in 5%iger NO_2-freier Salpetersäure unter Schütteln gelöst. Aus dieser Lösung wird durch Titration mit n/10 Silbernitratlösung, nach der Cl′-Bestimmung von VOLHARD, das Fluor bestimmt.

Es entspricht ein Cl' einem F' = 1 cm³ n/10 $AgNO_3$-lösung (vergleiche diese Angaben mit denen in meiner vorigen Arbeit [20]).

Zur Fluorbestimmung im Harn wird die alkalisch reagierende Flüssigkeit, die notfalls mit Lauge alkalisch gemacht wird, mit Calciumtriphosphat versetzt, eingedampft, verascht und die Asche nach der Fluoranalyse der Futter- und Kotaschen ausgeführt.

E. Besprechung der Versuchsergebnisse

In weiteren Versuchen zur Erkennung der bei der Fluor-Futter- bzw. Fluor-Kotanalyse noch verlorengegangenen Fluormengen wurden die Fehlermengen aufgeklärt.

Es stellte sich die sehr wesentliche Wirkung des Calciumtriphosphates als Fluor-bindende Substanz heraus, die es ermöglicht, das Fluor in dieser Form — auch bei hohen Temperaturen im Beisein brennender organischer Substanz — zu binden.

Das Calciumdiphosphat erwies sich — in Verbindung mit organischer Substanz — als geringer wirksam.

Es mag den Analytiker verwundern, daß zur Fluorbestimmung von etwa 20 mg Fluor derartig große Calciumtriphosphatmengen benötigt werden. In den durchgeführten Versuchen erwies sich dies aber als notwendig.

Die Ergebnisse aus den mit Calciumtriphosphat durchgeführten Versuchen, die bei zwei Tieren (Versuch 4 e) nahezu die gleichen Werte für die Fluor-Bilanz ergaben, während aus dem gleichzeitigen Versuch mit dem dritten Tier ein merklich höherer Wert erschien, lassen die Möglichkeit eines individuell abweichenden Stoffwechselverlaufes erscheinen.

Während in diesem Versuche 4 e bei den Koten der Tiere Nr. 20 und 21 die noch feuchten Kote gleich mit Calciumtriphosphat behandelt worden waren, war der Kot des dritten Tieres erst bei 65° C getrocknet und dann mit Calciumtriphosphat versetzt worden. Er brachte aber doch einen Gesamtfluorgehalt, der dem des Tieres 21 gleicht. Dies spricht wieder dafür, daß die Resorption und Ausscheidung des Fluor im Körper der Tiere wesentlich verschieden ist.

Hierzu sei ferner noch mitgeteilt, daß die Geschwindigkeit der Futteraufnahme der Tiere bei meinen Versuchen sehr verschieden war und daß auch hierdurch wohl ein merklich anderer Verlauf des Stoffwechsels bzw. der Fluor-Bilanz bedingt wurde. Hieraus kann vielleicht auch die schnellere oder spätere Erkrankung einiger Tiere vermutet bzw. geschlossen werden.

Ferner möchte ich hier noch die Methode der Fluorbestimmung organischer Substanzen von GILBERT u. SAYLOR [8] anführen. Hiernach wird die organische Fluor-haltige Substanz mit metallischem Natrium aufgeschlossen und hierauf als Kieselfluorwasserstoff abgetrieben.

Bezüglich der Verträglichkeit Fluor-haltiger Substanzen bei verschiedenen Tierarten haben MITCHELL und EDMAN [14] ausführlich berichtet. Versuche bei Kaninchen wurden hierbei nicht angeführt. Bei meinen Versuchen an Kaninchen ergab sich, daß etwa ein Jahr alte Tiere bei Zufütterung von täglich 5 g eines Calciumtriphosphat/Calciumfluoridgemisches auf längere Zeit (mehrere Wochen) pro Tag etwa 20 mg Fluor vertragen, während die Verträglichkeit eines Calciumcarbonat/Calciumfluoridgemisches wesentlich niedriger (bei etwa 10 mg) liegt. Mit Binofutterkalken liegt sie zwischen diesen Werten.

F. Zusammenfassung

Es wurde in weiteren Versuchen zur quantitativen Fluorbestimmung von Fluor-haltigen Kalkgemischen, Futtergemischen, Koten und Harnen die Methode entwickelt, die es ermöglicht, das Fluor in derartigen Substanzen quantitativ zu bestimmen.

Nach Versuchen mit verschiedenen Fluor-haltigen Kalkgemischen, wie Calciumcarbonat/Calciumfluorid, Calciumdiphosphat/Calciumfluorid erwies sich Calciumtriphosphat als notwendiger Zusatz bei der Fluorbestimmung von Futtermitteln, Koten und Harnen.

Diese Versuche führten nach der weiteren Entwicklung der Methode zu einer Arbeitsvorschrift, die zur erfolgreichen quantitativen Bestimmung des Fluors in solchen Substanzgemischen führte.

In Stoffwechselversuchen an Kaninchen wurde die Entwicklung der Methode gezeigt, wobei sich schließlich das Calciumtriphosphat als das geeignete Zusatzmaterial für die Fluoranalyse erwies.

Literaturverzeichnis

1 BREDEMANN, G.: Biochemie u. Physiologie des Fluors. Akademie-Verlag, Berlin 1951.
2 CLARK, H. S.: Analyt. Chemistry 23 (1951), 659—61.
3 EHRLICH, P. u. G. PIETZKA: J. analyt. Chemie 133 (1951), 84—94.
4 EMELEINS, H. I.: Chem. Age 64 (1951), 525—26.
5 VON FELLENBERG, TH.: Hyg. 42 (1951), 158—68.
6 GALOWITSCH, R. D.: Hyg. u. Sanitätswesen (1951), Nr. 6, 31—37.
7 GERICKE, S. u. B. KURMIES: Ztschr. für analyt. Chemie 132 (1951), 335—45.
8 GILBERT, M. F. u. J. H. SAYLOR: Analyt. Chemistry 22 (1950), 196.
9 HILL, O. F. u. L. F. AUDRIETH: Inorg. Syntheses 3 (1950), 106—109.
10 HILL, O. F. u. L. F. AUDRIETH: J. physic. Colloid. Chem. 52 (1950), 90—96.
11 HUPKA, E. u. P. LUY: Arch. f. wiss. u. prakt. Tierheilkunde 60 (1928), 21.
12 LICHTENBERGER, R.: Rev. Products chem. Actual, sci 45 (1951), 57—58.
13 MC. KENNA, F. E.: Nucleonics 9 (1951), Nr. 1, 40—49.
14 MITCHELL, H. H. u. M. EDMAN: Nutrition Abstracts and Reviews, Volume 21, Nr. 4 (1952).
15 MOYSKI, M. M.: Inorg. Syntheses 3 (1950), 111—17.
16 PETROW, G. u. L. K. NASH: Analyt. Chem. 22 (1950), 1274—77.
17 PRIEST, H. F.: Inorg. Syntheses 3 (1950), 171—83.
18 SALZBURY, M., J. M. COLE, L. G. OVERHOLSER, A. R. ARMSTRONG u. J. H. JOE: Analyt. Chemistry 23 (1951), 603—08; Ztschr. für Lebensmitteluntersuchungen u. Forschung, 93. Bd., 5 (1951), 320.
19 SAYLOR, J. H., C. H. DEAL ju., M. G. LARKIN, M. E. TAVENNER u. M. C. VOSBURGH: Analytica chim. Acta [Amsterdam] 5 (1951), 157—59.
20 SCHULZ, A.: Arch. f. Tierernährung 1 (1951), 329.
21 SHARPE, A. G.: J. chem. Soc. [London] (1950), 3444—50.
22 WILLARD, H. A. u. C. A. HARTON: Analyt. Chem. 22 (1950), 1194.

Aus dem Max-Planck-Institut für Tierzucht und Tierernährung Mariensee/Trenthorst
(Direktor Prof. Dr. MAX WITT)

M. WITT

UNTERSUCHUNGEN ÜBER DEN EINFLUSS VON PALMKERN- UND KOKOSKUCHEN SOWIE PALMKERN- UND KOKOSSCHROTEN MIT UNTERSCHIEDLICHEM FETTGEHALT AUF MILCHMENGE UND FETTGEHALT DER MILCH

Die bei der Verarbeitung von Palmkernen und Kopra anfallenden hochwertigen und schmackhaften Ölkuchen und Ölschrote nehmen Züchter und Milchviehhalter immer wieder gerne in die Kraftfuttergemische für das Milchvieh hinein, um sich die diesen Futtermitteln innewohnende, seit langer Zeit bekannte Sonderwirkung, den Fettgehalt der Milch günstig zu beeinflussen, nutzbar zu machen. Der Einfluß dieser Futtermittel auf den Fettgehalt der Milch ist oftmals (Lit.-Verz. 1—12) untersucht worden. Dieser beruht zur Hauptsache auf dem Fettgehalt dieser Futtermittel. Allerdings vertritt man auch die Ansicht, daß daneben noch ein anderer fettsteigernder Reizstoff vorhanden sein müßte, weil man eine gewisse Fettsteigerung auch bei Ölschroten beobachtete, die einen recht geringen Fettgehalt aufzuweisen hatten.

Neuerdings wird die Frage der fettsteigernden Wirkung dieser Futtermittel wieder lebhaft erörtert, weil die Ölmühlenindustrie weitgehend vom Preßverfahren zur Extraktion übergegangen ist und dadurch der Fettgehalt der dabei anfallenden Ölschrote abgenommen hat. Dieser belief sich bei den in modernen Betrieben im Preßverfahren anfallenden Ölkuchen auf 5—6% und liegt bei Schroten, die beim Extraktionsverfahren gewonnen wurden, im allgemeinen um 1%.

Zur weiteren Klärung der Futterwirkung von Ölkuchen und Ölschroten mit unterschiedlichem Fettgehalt hat das Max-Planck-Institut für Tierzucht und Tierernährung Mariensee/Trenthorst auf Wunsch und mit Hilfe der Ölmühlenindustrie in der Versuchswirtschaft Trenthorst mit Palmkernkuchen und Palmkernschroten sowie in der Versuchswirtschaft Mariensee mit Kokoskuchen und Kokosschroten, bei denen der Fettgehalt auf rund 5%, 2,5% und 1% abgestimmt war, Fütterungsversuche an Milchvieh in der Zeit vom 17. I. bis 7. V. 52 durchgeführt. Dabei wurde der Einfluß dieser Futtermittel auf die Milchmenge, den Fettgehalt der Milch sowie auf das Gewicht der Tiere untersucht.

Zunächst einige Hinweise auf die in diesen Versuchen verwendeten Futtermittel.

I. Die Futtermittel

1. Kraftfuttermittel

Die Analysenwerte dieser Kraftfuttermittel sind der folgenden Übersicht Nr. 1 zu entnehmen.

Übersicht Nr. 1. *Analysenwerte der verschiedenen Ölkuchen und Ölschrote*

Fettgehalt in	Trenthorst Palmkernkuchen bzw. -Schrot			Mariensee Kokoskuchen bzw. -Schrot		
	A*	B	C	A	B	C
Wasser	10,9	9,8	10,0	9,9	11,3	7,6
Rohasche	4,5	3,8	4,3	6,2	6,1	6,5
Rohprotein	20,5	18,3	18,5	21,4	21,3	22,8
Reineiweiß	18,9	17,7	17,9	19,9	19,5	21,1
Rohfett	1,2	2,8	5,2	1,3	2,6	5,2
Rohfaser	14,1	11,6	13,5	16,4	17,5	15,0
N-freie Extraktstoffe	48,8	53,7	48,5	44,8	41,2	42,9

* A = Futtermittel mit niedrigem Fettgehalt
B = Futtermittel mit mittlerem Fettgehalt
C = Futtermittel mit höherem Fettgehalt.

Der Fettgehalt dieser Futtermittel entsprach also recht weitgehend der für diesen Versuch vorgesehenen Menge.

Welche Verdauungskoeffizienten für die Errechnung des Futterwertes Verwendung fanden und welche Futterwerte sich danach für die einzelnen Futtermittel ergaben, ist der folgenden Übersicht Nr. 2 zu entnehmen.

Übersicht Nr. 2. *Verdauungskoeffizienten und Futterwerte der Schrote und Kuchen*

Fettgehalt in %	Trenthorst Palmkern-Schrote und -Kuchen			Mariensee Kokos-Schrote und -Kuchen		
	A[1]	B	C	A	B	C
	Verdauungskoeffizienten					
Rohprotein	76	76	80	82	82	83
Fett	70	70	84	98	98	98
N-freie Extraktstoffe	91	91	87	85	85	85
Rohfaser	50	50	55	60	60	63
	Futterwerte in 1000 Teilen					
Reineiweiß[2]	150	134	143	171	171	185
Rohprotein	156	139	148	176	175	189
Fett	8	20	44	13	26	51
Stw[3]	656	698	714	637	643	718
Ballast	167	159	169	172	171	160
Trockenmasse	891	902	900	901	887	924

[1] A = geringerer Fettgehalt B = mittlerer Fettgehalt C = höherer Fettgehalt.

[2] Als verd. Eiweiß wird bei allen Futtermitteln, die wenig Amide enthalten, also bei Kraftfutter, Trockenschnitzeln, Stroh und Spreu das bezeichnet, was nach Abzug der Amide vom

Der Gehalt an verd. Rohfett stieg also bei dem Palmkernschrot und -kuchen von 8 g auf 44 g im kg und das bedeutet eine Erhöhung des Stw von 656 g auf 714 g, also von 100 auf 109. Bei dem Kokosschrot und -kuchen erhöhte sich der Gehalt an verd. Fett von 13 g auf 51 g im kg. Das hatte eine Vermehrung des Stw von 637 g auf 718 g zur Folge, also von 100 auf 113. Die durch den höheren Fettgehalt bedingte Zunahme im Stw, die sich also auf etwa 10% belief, bedeutete eine entsprechende Verbesserung des Futterwertes, die man auch in der Praxis mit in Rechnung zu stellen pflegt.

Bei der Zusammensetzung der bei diesen Versuchen zu verabreichenden Kraftfuttergemische war zu berücksichtigen, daß die Tiere auch gegen Ende des Versuches, wenn sie der zurückgehenden Milchleistung entsprechend geringere Kraftfuttermengen bekamen, mindestens noch 1,5 kg dieser Ölschrote und -kuchen verzehren sollten. Infolgedessen wurde deren Anteil immer auf 60% bemessen. Es wurden dann die 60% A-Futtermittel gegen die gleiche Menge des B- und C-Futtermittels ausgetauscht. Die Zusammensetzung dieser Kraftfuttergemische ist der Übersicht Nr. 3 zu entnehmen.

Übersicht Nr. 3. *Zusammensetzung der Kraftfuttergemische*

Trenthorst		Mariensee	
60%	Palmkern-Schrote bzw. -Kuchen	60%	Kokos-Schrote bzw. -Kuchen
10%	Weizenkleie	20%	Weizenkleie
15%	Sojaschrot	10%	Sojaschrot
10%	Erdnußschrot	10%	Erdnußschrot
5%	Gerste		

Die Analysenwerte der anderen zu diesen Futtermischungen verwendeten Kraftfuttermittel und die dafür eingesetzten Verdauungskoeffizienten sowie deren Nährstoffgehalt sind in der Übersicht Nr. 4 angeführt.

Der Futterwert der beiden fertigen Kraftfuttergemische, der sich aus dem Futterwert der verschiedenen Komponenten ergab, ist in g je kg in der Übersicht Nr. 5 wiedergegeben.

2. Die Grundfuttermittel

Welche Grundfuttermittel in Trenthorst und Mariensee verabreicht wurden, wie ihre Analysen waren, welche Verdauungskoeffizienten für sie verwendet wurden und welche Futterwerte sich danach errechneten, ist der Übersicht Nr. 6 zu entnehmen.

verd. Rohprotein übrig bleibt, wie dies nach KELLNER allgemein üblich ist. — Nach einer Unterhaltung mit MØLLGAARD sind bei allen Futtermitteln mit hohem Amidenanteil rd. 50% der Amide als verwertbarer Stickstoff anzusehen, die dann dem Gehalt an verd. Eiweiß zuzurechnen sind. Unter verd. Eiweiß ist also bei diesen Futtermitteln die aus dem verd. Reineiweiß und der Hälfte der Amide sich ergebende Summe angeführt.

[3] Bei der Berechnung des Stw ist der sich nach Anmerkung 2 ergebende Eiweißgehalt mit dem Faktor 0,94 multipliziert.

Übersicht Nr. 4. *Analysen, Verdauungskoeffizienten und Futterwerte der übrigen Kraftfuttermittel*

a) Trenthorst

	Weizenkleie		Sojaschrot		Erdnußschrot		Gerste	
	a)	b)	a)	b)	a)*	b)	a)	b)
	Rohnährstoffe und Verdauungskoeffizienten							
Rohprotein	14,9	78	48,6	93	51,2	91	12,7	77
Eiweiß	13,3		46,4		49,0		11,4	
Rohfett	4,0	76	1,1	54	4,8	92	1,9	78
N-freie Extraktstoffe	51,3	73	29,1	93	24,5	85	66,7	91
Rohfaser	12,1	41	4,9	84	5,2	27	5,1	49
Wasser	10,9		9,9		7,8		11,1	
Asche	6,8		6,4		6,5		2,5	
	Futterwerte in 1000 Teilen							
verdauliches Rohprotein	116		452		466		98	
verdauliches Reineiweiß	94		442		451		89	
verdauliches Fett	30		6		44		15	
Stw	455		720		738		725	
Ballast	252		67		125		119	
Trockenmasse	891		901		922		889	

Anmerkung: a) Analysenwerte in %
b) = Verdauungskoeffizienten

* Der höhere Fettanteil dieses Erdnußschrotes stellte sich erst bei der Analyse heraus, vergl. Erdnußmehl von Mariensee folgende Tabelle.

b) Mariensee

	Weizenkleie		Sojaschrot		Erdnußschrot	
	a)	b)	a)	b)	a)	b)
	Rohnährstoffe und Verdauungskoeffizienten					
Rohprotein	14,4	78	47,0	93	45,4	91
Eiweiß	13,1		46,3		42,6	
Rohfett	4,8	76	0,3	54	0,8	65
N-freie Extraktstoffe	50,8	73	27,8	93	27,4	86
Rohfaser	10,9	41	7,2	84	8,4	21
Wasser	13,8		11,4		10,5	
Rohasche	5,3		6,4		7,5	
	Futterwerte in 1000 Teilen					
verdauliches Rohprotein	112		437		413	
verdauliches Reineiweiß	90		428		380	
verdauliches Fett	37		2		5	
Stw	457		703		610	
Ballast	245		65		149	
Trockenmasse	862		887		895	

Anmerkung: a) = Analysenwerte in %
b) = Verdauungskoeffizienten

Übersicht Nr. 5. *Futterwert der Kraftfuttergemische in 1000 Teilen*

	verdauliches			Stw	Ballast	Trocken-masse
	Rein-eiweiß	Roh-protein	Fett			
Trenthorst Mischung A . .	215	225	14	657	154	896
Mischung B . .	206	214	21	682	149	902
Mischung C . .	211	220	35	692	155	901
Mariensee Mischung A . .	201	213	16	605	174	891
Mischung B . .	201	212	24	609	173	883
Mischung C . .	210	221	39	654	166	905

Übersicht Nr. 6. *Analysen, Verdauungskoeffizienten und Futterwerte der Grundfuttemittel*

a) Trenthorst

	Roh-protein	Eiweiß	Roh-fett	N-freie Extr.-Stoffe	Roh-faser	Wasser	Roh-asche
	Rohnährstoffe und Verdauungskoeffizienten						
Ovana . . . . a)	1,29	0,89	0,09	13,52	1,37	82,53	1,20
b)	63		13	95	60		
Zuckerrübenblatt, sil. . . . a)	1,91	1,53	0,44	6,80	2,85	82,42	2,54
b)	66		41	70	65		
Kleeheu . . . . a)	8,97	7,81	1,17	37,66	31,64	14,00	6,56
b)	58		30	64	47		
Trockenklee . . . . . a)	18,27	12,88	1,82	38,13	20,33	14,00	7,45
b)	73		50	75	69		
Trockenschnitzel . . . . a)	10,00	8,80	0,60	61,10	16,10	8,00	4,20
b)	54		—	85	73		

	Futterwerte in 1000 Teilen					
	Roh-protein	Rein-eiweiß	Fett	Stw	Ballast	Trocken-masse
Ovana . . . . c)	8	5	0,012	87	18	175
Zuckerrübenblatt, sil. . . .	13	7	2	68	39	176
Kleeheu	52	44	4	253	349	860
Trockenklee	133	110	9	458	217	860
Trockenschnitzel	54	47	—	518	187	920

Anmerkung: a) = Analysenwerte in %
b) = Verdauungskoeffizienten
c) = g in kg

Der Futterwert der Grundfuttermittel war in beiden Betrieben also ziemlich ähnlich. Das Kleeheu in Trenthorst, das erst in recht weit fortgeschrittenem Entwicklungsstadium geschnitten worden war, lag im Stw wie auch im Gehalt von verd. Eiweiß unter den beiden Wiesenheuarten, die in Mariensee zur Verfütterung gelangten.

b) Mariensee

		Roh-protein	Eiweiß	Roh-fett	N-freie Extr.-Stoffe	Roh-faser	Wasser	Roh-asche
		Rohnährstoffe und Verdauungskoeffizienten						
Ovana	a)	1,16	0,61	0,03	13,81	0,99	83,06	0,95
	b)	63		13	95	60		
GK-Blatt siliert	a)	1,75	1,40	0,28	5,59	2,59	86,69	1,77
	b)	66		41	70	65		
Zuckerrübenblatt, sil.	a)	1,72	1,36	0,23	6,19	2,50	85,40	1,95
	b)	66		41	70	65		
Heu A Nr. 24	a)	11,05	9,12	2,08	37,82	28,08	14,00	6,97
	b)	64		41	66	65		
Heu B Nr. 48	a)	10,05	8,95	1,73	38,41	29,52	14,00	6,29
	b)	64		41	66	65		
Heu C Nr. 54	a)	7,24	6,84	1,50	42,60	29,54	14,00	6,29
	b)	53		49	60	58		
Trockenschnitzel	a)	8,97	7,66	0,33	38,64	18,15	7,05	6,86
	b)	54		—	85	73		
Weizenspreu	a)	8,20	6,20	1,00	40,40	29,40	11,90	9,10
	b)	16		39	31	38		

	Futterwerte in 1000 Teilen					
	Roh-protein	Rein-eiweiß	Fett	Stw	Ballast	Trocken-masse
Ovana	7	4	0,004	86	15	169
GK-Blatt siliert	12	7	1,2	57	33	133
Zuckerrübenblatt, sil.	11	6	0,9	60	35	146
Heu A Nr. 24	71	59	9,0	341	279	860
Heu B Nr. 48	64	54	7,1	338	280	860
Heu C Nr. 54	38	33	7,0	302	336	860
Trockenschnitzel	48	43	—	510	182	930
Weizenspreu	13	8	4,0	167	536	881

Anmerkung: a) = Analysenwerte in %
b) = Verdauungskoeffizienten
Werte für Trockenklee siehe bei a) Trenthorst.

II. Versuchsdurchführung

1. Versuchsschema

Für die Versuchsdurchführung kam auf Vorschlag von Dr. DÖRING, dem Leiter der statistischen Abteilung des Instituts, ein Versuchsschema zur Anwendung, das man in Amerika [1]) zur Ermittlung des Einflusses von drei verschiedenen Futtermitteln entwickelt hat. Dieses ist dadurch charakterisiert, daß man 6 Versuchsgruppen bildet, von denen jede drei 28-tägige Futterab-

[1]) COCHRAN, W. G. ANTREY, K. M. u. CANNON, C. Y. J. Dairy Sci. 24, 937—951 (1941).
PATTERSON, H. D., J. agricult. Sci., 40, 375—380 (1950).
WILLIAMS, E. J., Aust. J. Sci. Res. Series. A. 2. 149—168 (1949).

schnitte in der Weise zu durchlaufen hat, daß sie, allerdings in verschiedener Reihenfolge, im Laufe des Versuches alle drei zu prüfenden Futtermittel vorgelegt bekommen. Dadurch lassen sich mögliche individuelle Unterschiede im Reaktionsvermögen der Kühe, die bei der üblichen Gruppen- und Periodenfütterung die Versuchsergebnisse beeinflussen können, ausschalten. Auch läßt sich dadurch der Einfluß des Laktationsverlaufes auf die Milchleistung weitgehend beheben. Schließlich ist aber auch bedeutungsvoll, daß alle Möglichkeiten des Überganges von einem der zu untersuchenden Futtermittel zum anderen geprüft werden können. Dieses Versuchsschema ist der folgenden Übersicht Nr. 7 zu entnehmen.

Übersicht Nr. 7. *Versuchsschema in Trenthorst und Mariensee*

	Tage	Versuchsgruppen					
		Block I			Block II		
		I	II	III	I	II	III
Vorperiode 17. 1. — 30. 1. 52	14	—	—	—	—	—	—
I. Hauptperiode 31. 1. — 27. 2. 52	28	A	B	C	A	B	C
II. Hauptperiode 28. 2. — 26. 3. 52	28	B	C	A	C	A	B
III. Hauptperiode 27. 3. — 23. 4. 52	28	C	A	B	B	C	A
Nachperiode 24. 4. — 7. 5. 52	14	—	—	—	—	—	—

Für diesen Versuch standen in Trenthorst für jede der 6 Gruppen 9 Tiere, insgesamt also 54 Kühe zur Verfügung. Bei der Zusammenstellung der Gruppen wurden jeweils 6 Tiere, die sich in Leistung, Laktation, Alter usw. möglichst weitgehend glichen, ausgesucht und dann nach dem Zufall auf die einzelnen Gruppen verteilt. In Mariensee wurden für diesen Versuch 20 Kühe ausgesucht. Die Leistungen in Milchmenge und im Fettgehalt der Milch wurden bei jedem Tier täglich ermittelt. Über die Zusammenstellung der Gruppen und ihre Leistungen zu Beginn der Versuche gibt die folgende Übersicht Nr. 8 Auskunft.

Übersicht Nr. 8. *Leistungen der Versuchsgruppen*

Gruppe	Trenthorst (Palmkern)				Mariensee (Kokos)			
	Tier-zahl	Milch kg	Fett %	Lebend-gew. kg	Tier-zahl	Milch kg	Fett %	Lebend-gew. kg
I	9	18,8	3,63	569	2*	20,7	3,35	537
II	9	19,8	3,60	523	3	20,1	3,53	559
III	9	19,5	3,60	517	4	17,2	3,95	554
IV	9	19,7	3,69	511	3	21,8	4,11	562
V	9	19,2	3,66	534	4	18,7	3,73	516
VI	9	20,1	3,55	520	4	17,3	4,17	562

* eine Kuh mußte zuletzt aus dem Versuch herausgenommen werden.

2. Futteraufnahme

Sämtliche Tiere standen während der ganzen Versuchszeit einschließlich Vor- und Nachperiode vom 17. I. bis 7. V. 52 in exakter Einzelfütterung. Das Futter wurde den Tieren in zwei Tagesgaben genau zugewogen, und zwar nicht nur das Kraftfutter, sondern auch das Grundfutter. Vor jeder Futterzeit wurden die Futterreste von jedem einzelnen Tier zurückgewogen.

Bei der Festsetzung der zu verabreichenden Mengen an Grundfutter war zu beachten, daß die Tiere bei den am Ende des Versuches zu erwartenden geringeren Leistungen neben dem Grundfutter noch die vorgesehenen Gaben von 2,5 kg Kraftfutter erhalten konnten, ohne dabei die als Norm geltenden Nährstoffgaben allzusehr zu überschreiten. Infolgedessen wurden verhältnismäßig geringe Grundfuttermengen verabreicht und recht viel weniger, als es sonst der Fall ist. Was den Tieren vorgelegt wurde, ist der folgenden Übersicht Nr. 9 zu entnehmen.

Übersicht Nr. 9. *Verabreichte Grundfuttermengen*

Trenthorst	*Mariensee*
15 kg Gehaltsrüben	15 kg Gehaltsrüben
20 kg Zuckerrübenblatt, sil.	20 kg Zuckerrübenblatt, sil.
5 kg Kleeheu, gereutert	6 kg Wiesenheu
1 kg Trockenklee	1 kg Trockenklee

Was die Tiere von diesen Grundfuttergaben in den einzelnen Perioden verzehrten, ist der folgenden Übersicht Nr. 10 zu entnehmen.

Übersicht Nr. 10. *Durchschnittlicher Grundfutterverzehr in den einzelnen Perioden*

a) Trenthorst

	Rüben kg	Silage kg	Kleeheu kg	Trockenklee kg
Vorperiode	16,1	17,5	3,8	1,0
I. Hauptperiode	15,0	18,4	4,2	1,0
II. Hauptperiode	14,9	18,3	4,2	1,0
III. Hauptperiode	14,7	18,3	4,3	1,0
Nachperiode	14,8	17,2	4,1	1,0
Durchschnitt	15,0	18,1	4,1	1,0

b) Mariensee

	Rüben kg	Silage kg	Wiesenheu kg	Trockenklee kg	Weizenspreu kg
Vorperiode	15,0	18,9	5,9	1,0	unter 0,1
I. Hauptperiode	15,0	18,4	5,5	1,0	0,3
II. Hauptperiode	15,0	17,3	5,4	1,0	0,3
III. Hauptperiode	15,0	17,8	5,4	1,0	unter 0,1
Nachperiode	15,0	16,8	5,5	1,0	—
Durchschnitt	15,0	17,8	5,5	1,0	0,2

Wenn man die Zuteilung an Grundfutter mit dem Verzehr daran vergleicht, dann ergibt sich, daß die Tiere die an sie verabreichten Gaben an Rüben und Trockenklee so gut wie restlos aufnahmen, daß jedoch von der Blattsilage etwas zurückblieb. Aber auch die zugeteilte Heumenge wurde nicht im ganzen Umfange aufgenommen. Das ist an sich etwas überraschend, weil sich der Verzehr an Ballast beim Gesamtfutter sowohl in Trenthorst als auch in Mariensee auf nur rund 3600 g und an Trockenmasse auf etwa 15 kg belief. Der Nährstoffgehalt des je Tier und Tag im Durchschnitt während der gesamten Versuchszeit aufgenommenen Grundfutters ist aus den Übersichten Nr. 11 a und 11 b zu ersehen.

Der Nährstoffgehalt des verzehrten Grundfutters war also nur gering. In Trenthorst reichten der Stw und der Gehalt an verd. Eiweiß für die Erzeugung von 5,5 kg bzw. 3,8 kg Milch. In Mariensee lag der Nährstoffgehalt etwas höher. Dieser genügte dort für die Erzeugung von 8,1 kg bzw. 5,6 kg Milch. Besonders aber ist darauf hinzuweisen, daß der Gehalt an verd. Fett sehr niedrig war. Dieser belief sich in Trenthorst auf 61,2 g und in Mariensee auf 70 g. Das Kraftfutter erhielten die Kühe in der ihrer Leistung entsprechenden Menge. Dazu wurde an jedem Mittwoch für jede Kuh auf Grund des tatsächlichen Verzehrs und der Leistung der Vorwoche die Kraftfuttergabe für die folgende Woche festgesetzt. Innerhalb der Woche fand kein Wechsel mehr statt. Bei dieser Zumessung wurde der etwas höhere Stw der fetthaltigeren Kraftfuttergemische entsprechend berücksichtigt.

Um möglichst sicher zu sein, daß das Leistungsvermögen der Tiere ausgenutzt wurde, sollten diese etwas mehr an Eiweiß und an Stw erhalten, als der Norm entsprach. Der durchschnittliche Kraftfutterverzehr ging in Trenthorst von 3,048 kg in der I. Hauptperiode auf 2,659 kg in der III. Hauptperiode, in Mariensee in der gleichen Zeit von 3,398 kg auf 2,702 kg zurück, aber kein Tier erhielt weniger als 2,5 kg Kraftfutter am Tag. Der Nährstoffausgleich bei höheren Leistungen erfolgte durch eine Zulage von Trockenschnitzeln.

Was die Kühe am Tag im Durchschnitt an Ölschroten oder Ölkuchen verzehrten, und wieviel davon auf das einzelne kg Milch entfiel, zeigt die folgende Übersicht Nr. 12.

Die je kg Milch verabreichte Gabe an Ölkuchen oder Ölschroten blieb also bei zurückgehender Leistung ziemlich gleich und belief sich in den drei aufeinander folgenden Perioden auf reichlich 100 g.

In der folgenden Übersicht Nr. 13 ist für den Versuchsbetrieb Trenthorst zusammengestellt, wie hoch sich die auf eine vierprozentige Milch umgerechnete Durchschnittsleistung je Kuh in den einzelnen Gruppen und Perioden belief, und um welchen Betrag die tatsächlich verzehrte Nährstoffmenge die sich jeweils aus dem Lebendgewicht der Kühe und der Milchleistung ergebende Norm über- oder unterschritt.

So lieferte z. B. die Gruppe I in der Vorperiode im Tagesdurchschnitt 17,75 kg vierprozentige Milch und im Tagesdurchschnitt verzehrte jedes Tier

Übersicht Nr. 11a. *Nährstoffgehalt des im Durchschnitt verzehrten Grundfutters*

a) Trenthorst

Futtermittel	Gehalt je kg						Je Tier und Tag aufgenommene Menge	darin enthalten					
	Stw	verdauliches Rohprotein	verdauliches Reineiweiß	Fett	Ballast	Trockenmasse		Stw	verdauliches Rohprotein	verdauliches Reineiweiß	Fett	Ballast	Trockenmasse
	g	g	g*	g	g	g	kg	g	g	g*	g	g	g
Ovanarüben	87	8	5	0,012	18	175	15,0	1305	120	75	0,2	270	2625
Zuckerrübenblatt, sil. . .	68	13	7	2,0	39	176	18,1	1231	235	127	36,0	706	3186
Kleeheu	253	52	44	4,0	349	860	4,1	1037	213	180	16,0	1431	3526
Trockenklee	458	133	110	9,0	217	860	1.0	458	133	110	9,0	217	860
Gehalt der Grundfutterration								4031	701	492	61,2	2624	10197
·/. Erhaltungsbedarf je Tier/Tag (Lebendgewicht 550 kg)								2597		281			
Für Produktion verbleiben								1434		211			
reicht bei 4%iger Milch für (56 g Eiweiß und 263 g Stw)**								5,5		3,8 kg Milch			

Übersicht Nr. 11b

b) Mariensee

Futtermittel	Stw	verdauliches Rohprotein	verdauliches Reineiweiß	Fett	Ballast	Trockenmasse	Je Tier und Tag aufgenommene Menge	Stw	verdauliches Rohprotein	verdauliches Reineiweiß	Fett	Ballast	Trockenmasse
Ovanarüben	86	7	4	0,0	15	169	15,0	1290	105	60	0,0	225	2535
Zuckerrübenblatt, sil. . .	60	11	6	0,9	35	146	17,8	1068	196	107	16,0	623	2599
Wiesenheu	340	68	57	8,0	280	860	5,5	1870	374	314	44,0	1540	4730
Trockenklee	458	133	110	9,0	217	860	1,0	458	133	110	9,0	217	860
Weizenspreu	167	13	8	4,0	536	881	0,2	33	3	2	1,0	107	176
Gehalt der Grundfutterration								4719	811	593	70,0	2712	10900
·/. Erhaltungsbedarf je Tier/Tag (Lebendgewicht 550 kg)**								2597		281			
Für Produktion verbleiben								2122		312			
reicht bei 4%iger Milch für (56 g Eiweiß und 263 g Stw)								8,1		5,6 kg Milch			

* an sich „verwertbares Eiweiß“

** nach MØLLGAARD.

Übersicht Nr. 12. *Durchschnittlicher Tagesverzehr an Ölkuchen und Ölschroten je kg 4% ige Milch*

Haupt-periode	Trenthorst						Mariensee					
	Ölschrot		4%ige Milch		Schrotverzehr je kg 4%ige Milch		Ölschrot		4%ige Milch		Schrotverzehr je kg 4%ige Milch	
	kg	%	kg	%	kg	%	kg	%	kg	%	kg	%
I	1,829	100	17,62	100	0,104	100	2,039	100	18,25	100	0,112	100
II . . .	1,750	96	16,97	96	0,103	99	1,838	90	15,90	87	0,116	104
III . . .	1,595	87	15,22	86	0,105	101	1,621	80	13,48	74	0,120	107

dieser Gruppe über die Norm hinaus eine Eiweißmenge, die für die Erzeugung von 1,21 kg Milch und eine Stw-Menge, die für die Erzeugung von 1,0 kg Milch ausgereicht hätte. Da als Norm für die Erzeugung von 1 kg vierprozentiger Milch 56 g verd. Eiweiß und 263 g Stw (nach MØLLGAARD) eingesetzt sind, belief sich dieser Mehrverzehr auf (1,21 × 56 =) 68 g Eiweiß und auf (1,00 × 263 =) 263 g Stw. Dieser Überschuß war also sehr gering.

Übersicht Nr. 13. *Milchleistung, sowie Differenz zwischen Nährstoffverzehr und Norm Trenthorst*

	Vorperiode			I. Hauptperiode				II. Hauptperiode			
	4% Milch kg	Eiweiß	Stw	4% Milch kg	Eiweiß	Stw	Diff.	4% Milch kg	Eiweiß	Stw	Diff.
I	17,75	+ 1,21	+ 1,00	A 17,23	+ 0,45	+ 1,32	− 0,52	B 16,22	− 0,52	+ 0,42	− 1,01
II	18,78	+ 1,12	+ 0,98	B 17,83	± 0,00	+ 1,43	− 0,95	C 18,38	− 1,27	− 0,21	+ 0,55
III	18,18	+ 1,71	+ 1,75	C 17,13	+ 1,18	+ 0,71	− 1,05	A 16,53	+ 1,12	+ 1,86	− 0,60
IV	18,60	+ 0,66	+ 1,00	A 17,48	+ 0,71	+ 2,26	− 1,12	C 16,92	+ 0,55	+ 2,31	− 0,56
V	18,34	+ 1,89	+ 1,94	B 17,95	− 1,23	− 0,05	− 0,39	A 16,54	± 0,00	+ 0,08	− 1,41
VI	18,70	+ 1,29	+ 1,38	C 18,10	+ 0,16	+ 1,63	− 0,60	B 17,24	+ 0,12	+ 1,64	− 0,86
Ø	18,39	+ 1,31	+ 1,34	17,62	+ 0,21	+ 1,22	− 0,77	16,97	± 0,00	+ 1,02	− 0,65

III. Hauptperiode				Nachperiode			
4% Milch kg	Eiweiß	Stw	Diff.	4% Milch kg	Eiweiß	Stw	Diff.
C 14,64	+ 0,02	+ 0,42	− 1,58	13,90	− 0,07	+ 0,73	− 0,74
A 16,71	− 0,95	− 0,63	− 1,67	16,16	− 1,37	− 0,74	− 0,55
B 15,34	+ 0,21	+ 1,43	− 1,19	14,93	+ 0,66	+ 1,63	− 0,41
B 14,47	+ 1,86	+ 3,51	− 2,45	13,73	+ 2,55	+ 3,55	− 0,74
C 15,12	+ 0,27	+ 0,57	− 1,42	14,72	+ 1,29	+ 2,18	− 0,40
A 15,07	+ 1,20	+ 1,82	− 2,17	14,57	+ 1,09	+ 2,16	− 0,50
Ø 15,22	+ 0,44	+ 1,19	− 1,75	14,67	+ 0,69	+ 1,59	− 0,55

Diese Übersicht zeigt, daß sich die Absicht ziemlich weitgehend verwirklichen ließ, zur Ausnutzung der vollen Leistungsfähigkeit der Kühe etwas mehr Nährstoffe zum Verzehr zu bringen, als die Norm verlangt, andererseits aber auch keine Nährstoffverschwendung zu betreiben. Außerdem aber gelang es ganz gut, den Verzehr dem sich aus dem Fortschreiten der Laktation ergebenden Rückgang der Milchleistung anzupassen. Denn dieser Überschuß an Stw war in allen Perioden etwa gleich, aber immer nur gering. Denn wenn dieser sich z. B. in der II. Periode auf eine für die Erzeugung von 1,02 kg Milch ausreichende Menge belief, dann handelte es sich dabei um (1,02 × 263 =) nur 268 g Stw.

III. Versuchsergebnisse

1. Einfluß auf die Milchmenge

Wie sich die Kraftfuttergemische mit dem unterschiedlichen Gehalt an Ölschroten und Ölkuchen auf den Milchertrag auswirkten, zeigt die Übersicht Nr. 14.

Übersicht Nr. 14. *Durchschnittliche absolute Milchmenge in den Gruppen und Perioden*

a) Trenthorst (Palmkern-Schrote und -Kuchen)

Gruppe	Vor-periode	I. Hauptperiode		II. Hauptperiode		III. Hauptperiode		Nach-periode	
I	18,80	A 18,10	— 0,70	B 16,24	— 1,86	C 14,80	— 1,44	14,42	— 0,38
II . . .	19,87	B 18,19	— 1,59	C 16,87	— 1,32	A 15,01	— 1,86	14,29	— 0,72
III . . .	19,51	C 18,37	— 1,14	A 16,79	— 1,58	B 15,30	— 1,49	15,02	— 0,28
IV . . .	19,69	A 18,64	— 1,05	C 18,47	— 0,17	B 16,86	— 1,61	16,53	— 0,33
V . . .	19,16	B 17,80	— 1,36	A 16,88	— 0,92	C 15,62	— 1,26	15,70	+ 0,08
VI . . .	20,05	C 18,87	— 1,18	B 17,58	— 1,29	A 15,73	— 1,85	15,26	— 0,47
b) Mariensee (Kokos-Schrote und -Kuchen)									
I	20,67	A 20,43	— 0,24	B 16,85	— 3,58	C 13,38	— 3,47	12,15	— 1,23
II . . .	20,12	B 19,26	— 0,86	C 15,13	— 4,13	A 13,45	— 1,68	12,26	— 1,19
III . . .	17,22	C 16,08	— 1,14	A 14,35	— 1,73	B 12,05	— 2,30	10,60	— 1,45
IV . . .	21,81	A 20,93	— 0,88	C 17,97	— 2,96	B 15,67	— 2,30	14,22	— 1,45
V . . .	18,65	B 18,35	— 0,30	A 15,88	— 2,47	C 13,57	— 2,31	12,30	— 1,27
VI . . .	17,30	C 16,04	— 1,26	B 13,72	— 2,32	A 11,51	— 2,21	9,81	— 1,70

Die Überprüfung dieser Tabelle führte zu dem Ergebnis, daß in allen Perioden kein auffälliger Unterschied in dem Einfluß der verschiedenen Futtermittel auf den Milchmengenertrag zu beobachten war, auch dann nicht, wenn man das aus den beiden A-, B- und C-Gruppen gewonnene Mittel miteinander vergleicht.

Weiter ist darauf hinzuweisen, daß der Rückgang in der Milchleistung von Periode zu Periode ziemlich gleichmäßig verlief, und daß dieser vor allem in der II. Periode, in der sich ein auffälliges Verhalten beim Fettgehalt bemerkbar machte, weder stärker noch schwächer in Erscheinung trat.

Das Ergebnis der statistischen Auswertung dieser Zahlen, die Dr. DÖRING durchführte, ist in der folgenden Übersicht Nr. 15 wiedergegeben.

Übersicht Nr. 15. *Statistische Auswertung des Einflusses der Kraftfuttermittel auf den Mengenertrag der Milch*

Streuungszerlegung

	Trenthorst		Mariensee	
	Freiheitsgrade	mittlere Fehlerquadrate	Freiheitsgrade	mittlere Fehlerquadrate
zwischen den Blöcken	17	45 958 [1]	5	40 897 [1]
zwischen den Kühen innerhalb der Blöcke	36	9 329 [1]	12	69 887 [1]
zwischen den Perioden innerhalb der Blöcke	36	5 739 [1]	12	20 976 [1]
zwischen den Futtermitteln	2	998	2	1 688
Rest	70	632	21	1 703
Gesamt	161	8 509	52	25 653

[1] $P < 0{,}1\%$. Dies bedeutet, daß die Irrtumswahrscheinlichkeit kleiner ist als 0,1%. Demnach handelt es sich um eine außerordentlich hohe Sicherung. Es ist üblich, Versuchsergebnisse schon dann als gesichert zu betrachten, wenn der Wert für P kleiner ist als 5%. Wenn jedoch dieser Wert größer ausfällt, so hält man ein Ergebnis nicht mehr für gesichert, man spricht dann von einem Zufallsergebnis. Der Wert für P läßt sich durch Verwendung der Versuchsergebnisse aus der sogenannten F-Tabelle entnehmen.

Diese statistische Auswertung zeigt also, daß die Unterschiede in der Milchmenge zwischen den Blöcken, zwischen den Kühen innerhalb der Blöcke und zwischen den Perioden innerhalb der Blöcke sehr hoch gesichert sind, daß jedoch gesicherte Unterschiede zwischen den Futtermitteln nicht in Erscheinung treten.

Bei der Futtermittelzuteilung wurde der höhere Stw der fettreicheren Ölschrote und Ölkuchen mit berücksichtigt.

Die fetthaltigeren Futtermittel hatten danach wohl eine ihrem höheren Fettgehalt entsprechende größere *Nährstoffwirkung*, darüber hinaus aber keine zusätzliche *Sonderwirkung* auf den Milchertrag.

2. Einfluß auf den Fettgehalt

Was dann den Einfluß der unterschiedlichen Fettgehalte der Schrote und Kuchen auf den Fettgehalt der Milch anbetrifft, so ist zunächst aus den Ergebnissen der täglichen Milchkontrolle der durchschnittliche Fettgehalt für die einzelnen Gruppen und Perioden einschl. Vor- und Nachperiode, errechnet. Das Ergebnis ist in der folgenden Übersicht Nr. 16 angeführt.

Um festzustellen, ob und in welchem Umfange die drei verschiedenen Ölkuchen und Ölschrote einen unterschiedlichen Einfluß auf den Fettgehalt der Milch ausübten, seien zunächst die drei Hauptperioden untersucht. Dabei ergab sich im Palmkernversuch ein durchschnittlicher Fettgehalt beim A-Fut-

Übersicht Nr. 16. *Durchschnittlicher Fettgehalt der Milch in den Gruppen und Perioden*

a) Trenthorst (Palmkern-Schrote und -Kuchen)

Gruppe	Vor-periode	I. Haupt-periode	± Vor-periode	II. Haupt-periode	± I. Haupt-periode	III. Haupt-periode	± II. Haupt-periode	Nach-periode	± III. Haupt-periode
I	3,63	A 3,68	+ 0,05	B 3,99	+ 0,31	C 3,93	— 0,06	3,77	— 0,16
II . . .	3,60	B 3,74	+ 0,14	C 4,02	+ 0,28	A 3,76	— 0,26	3,74	— 0,02
III . . .	3,60	C 3,85	+ 0,25	A 3,90	+ 0,05	B 3,92	+ 0,02	3,87	— 0,05
IV . . .	3,69	A 3,71	+ 0,02	C 3,97	+ 0,26	B 3,94	— 0,03	3,85	— 0,09
V . . .	3,66	B 3,75	+ 0,09	A 3,86	+ 0,11	C 3,88	+ 0,02	3,67	— 0,21
VI . . .	3,55	C 3,73	+ 0,18	B 3,87	+ 0,14	A 3,72	— 0,15	3,70	— 0,02
∅ . . .	3,62	3,74	+ 0,12	3,94	+ 0,20	3,86	— 0,08	3,77	— 0,09

b) Mariensee (Kokos-Schrote und -Kuchen)

Gruppe	Vor-periode	I. Haupt-periode	± Vor-periode	II. Haupt-periode	± I. Haupt-periode	III. Haupt-periode	± II. Haupt-periode	Nach-periode	± III. Haupt-periode
I	3,35	A 3,69	+ 0,34	B 3,67	— 0,02	C 3,86	+ 0,19	3,70	— 0,16
II . . .	3,53	B 3,76	+ 0,23	C 3,96	+ 0,20	A 3,81	— 0,15	3,76	— 0,05
III . . .	3,95	C 4,09	+ 0,14	A 4,17	+ 0,08	B 4,21	+ 0,04	4,05	— 0,16
IV . . .	4,11	A 4,21	+ 0,10	C 4,58	+ 0,37	B 4,43	— 0,15	4,19	— 0,24
V . . .	3,73	B 3,83	+ 0,10	A 4,05	+ 0,22	C 4,14	+ 0,09	3,85	— 0,29
VI . . .	4,17	C 4,47	+ 0,30	B 4,53	+ 0,06	A 4,45	— 0,08	4,35	— 0,10
∅ . . .	3,84	4,03	+ 0,19	4,20	+ 0,17	4,18	— 0,02	4,00	— 0,18

termittel von 3,79%, der beim B-Futtermittel um 0,09 auf 3,88% und beim C-Futtermittel um weitere 0,03% auf 3,91% anstieg. Der Unterschied zwischen den Futtermitteln A und C belief sich also auf 0,12%.

Beim Versuch mit Kokosschroten und Kokoskuchen belief sich der durchschnittliche Fettgehalt beim A-Futtermittel auf 4,11%. Dieser lag mit 4,15% beim B-Futtermittel um 0,04% höher und stieg dann weiter beim C-Futtermittel um 0,12% auf 4,27% an. Der Unterschied zwischen dem A- und dem C-Futtermittel betrug also 0,16%.

Man kann dann berechnen, in welchem Umfang die Palmkern-Schrote und -Kuchen sowie die Kokosschrote und -Kuchen mit steigendem Fettgehalt *im Durchschnitt* den Fettgehalt der Milch erhöhten. Dann ergibt sich ein Unterschied von rund 0,15%.

Die allgemein vertretene Ansicht, man könne durch Verabreichung der fettreicheren Futtermittel den Fettgehalt der Milch um etwa 0,25—0,30% steigern, wenn man mindestens je Kuh am Tag jeweils 1,5 kg davon verabreicht, fand also keine Bestätigung.

Bleibt zu ermitteln, ob dieser unterschiedliche Einfluß auf den Fettgehalt der Milch statistisch gesichert ist. Das Ergebnis dieser Berechnungen ist in der folgenden Übersicht Nr. 17 wiedergegeben.

Übersicht Nr. 17. *Statistische Auswertung des Einflusses der Kraftfuttermittel auf den Fettgehalt der Milch*

Streuungszerlegung

	Trentthorst		Mariensee	
	Freiheitsgrade	mittlere Fehlerquadrate	Freiheitsgrade	mittlere Fehlerquadrate
zwischen den Blöcken	17	0,1422 [1]	5	0,2636 [1]
zwischen den Kühen innerhalb der Blöcke	36	0,2950 [1]	12	0,6292 [1]
zwischen den Perioden innerhalb der Blöcke	36	0,0392 [1]	12	0,0429
zwischen den Futtermitteln	2	0,2017 [1]	2	0,1248 [2]
Rest	70	0,00985	21	0,0214
Gesamt	161	0,0965	52	0,1906

[1] $P < 0{,}1\%$. [2] $< 1{,}0\%$. Vergl. Fußnote Tabelle Nr. 15.

Der Unterschied im Einfluß der verschiedenen Futtermittel auf den Fettgehalt der Milch ist also in dem Versuch mit Palmkern-Schroten und Palmkern-Kuchen wegen der größeren Anzahl der Tiere höher gesichert als in dem anderen Versuch. In beiden Fällen aber ist die Sicherung mit $P < 0{,}1\%$ und mit $P < 1{,}0\%$ als gut anzusehen. In Trenthorst läßt sich ein Unterschied in der Wirkung zwischen B und C auf den Fettgehalt der Milch nicht nachweisen. Demgegenüber hat sich in Mariensee das Futtermittel C im Vergleich zu B als das bessere herausgestellt. ($P < 5\%$, schwache Sicherung.)

Der Einfluß auf den Fettgehalt der Milch erwies sich also als nicht sehr hoch, aber doch als eindeutig. Unterschiedliche Nachwirkungen der Futtermittel in den folgenden Perioden ließen sich dagegen nicht nachweisen.

Wenn man dann den von allen Gruppen in den aufeinanderfolgenden Perioden erzielten Fettgehalt überprüfen will, dann kann man von der Erwartung ausgehen, daß dieser in Übereinstimmung mit der fortschreitenden Laktation von Periode zu Periode um eine Kleinigkeit zunimmt. Tatsächlich aber belief sich dieser in dem Versuch mit Palmkern-Schroten und Palmkern-Kuchen in den drei Perioden auf 3,74%, 3,94% und 3,86%. Bei dem andern Versuch waren die entsprechenden Zahlen 4,03%, 4,20% und 4,18%. Es zeigte sich also in beiden Versuchen eine erhebliche Überlegenheit des Fettgehaltes in der II. Periode, und bei beiden Versuchen lag dieser auch in der III. Periode etwas höher, als nach dem Fortschreiten der Laktation zu erwarten gewesen wäre.

Die statistische Untersuchung ist im einzelnen der Übersicht Nr. 18 zu entnehmen.

Zunächst ergibt sich, daß die Steigerung des Fettgehaltes von der ersten zur dritten Periode (linearer Anteil) in Trenthorst mit $P < 0{,}1\%$ und in Mariensee mit $P < 1\%$ als echt anzusehen ist. Darüber hinaus lassen sich die Unterschiede im Fettgehalt zwischen der zweiten Periode und dem Mittelwert der

Übersicht Nr. 18. *Statistische Untersuchung des Einflusses der Futtermittel auf den Fettgehalt in der II. Periode*

Streuungszerlegung

	Trenthorst		Mariensee	
	Freiheitsgrade	mittlere Fehlerquadrate	Freiheitsgrade	mittlere Fehlerquadrate
zwischen den Perioden innerhalb der Blöcke	36	0,0392	12	0,0429
zwischen den Perioden	2	0,5161	2	0,1538
Wechselwirkungen, Perioden, Blöcke	34	0,0112	10	0,0207
zwischen den Perioden:				
linearer Anteil	1	0,3652 [1]	1	0,2116 [2]
quadratischer Anteil (Abweichungen von den Graden)	1	0,6669 [1]	1	0,0960 [3]
Rest	70	0,00985	21	0,0214

Bemerkung: [1] $P < 0{,}1\%$. [2] $P < 1\%$. [3] $P < 5\%$.

ersten und dritten Periode (quadratischer Anteil) nicht als Zufallsschwankungen deuten.

Der unerwartete Anstieg im Fettgehalt in der II. Periode läßt sich nicht damit erklären, daß in der II. Periode mehr Nährstoffe aufgenommen wurden. Denn nach der Übersicht Nr. 11 war die die Norm überschreitende Nährstoffmenge auch in diesem Zeitabschnitt nur gering und nicht größer als in der Periode vorher und nachher. Auch wurden nach Tabelle Nr. 12 in diesem Zeitabschnitt keine höheren Gaben an Kraftfuttermitteln je kg Milch verabreicht.

Es bleibt die Frage offen, ob die Sonderwirkung dieser Futtermittel erst nach einer längeren Zeit der Gewöhnung zur vollen Wirkung kommt. Aber das ist unwahrscheinlich.

Man muß jedoch weiter in Betracht ziehen, daß das Grundfutter nur sehr wenig verd. Fett enthielt. Diese Mengen beliefen sich in Trenthorst im Durchschnitt auf 61,2 g, in Mariensee auf 70 g. Dazu kamen in Trenthorst (Palmkern), als das Kraftfutter A-Schrot enthielt, 40 g (102 g) *, beim B-Schrot 60 g (123 g) und beim C-Schrot 101 g (164 g). In Mariensee (Kokos) erhöhte sich der Fettgehalt des Gesamtfutters beim A-Schrot um 56 g (125 g), beim B-Schrot um 77 g (144 g) und beim C-Schrot um 105 g (172 g). Selbst bei Verabreichung des fettreichen C-Schrotes belief sich also der Gesamtgehalt der Ration an verdaulichem Fett auf nur 164 g bzw. 172 g.

Auch in der Vor- und Nachperiode war die mit dem Grundfutter aufgenommene Menge an verd. Fett nicht höher. Als Kraftfutter war dafür ein Gemisch gewählt, das keine Sonderwirkung auf den Fettgehalt der Milch ausüben sollte. Dieses bestand für beide Betriebe aus

* In der Klammer ist die Fettmenge des Gesamtfutters angegeben. Dabei sind die tatsächlich in jeder Periode verzehrten Mengen berücksichtigt.

30% Erdnußschrot
20% Sojaschrot
20% Weizenkleie
10% Trockenschnitzel
10% Gerstenschrot
10% Haferschrot

Nach den Analysen ergab sich danach für das in Trenthorst verfütterte Kraftfuttergemisch ein Stw von 644 g mit einem Gehalt an verd. Eiweiß von 265 g. Das Kraftfuttergemisch in Mariensee hatte einen Stw von 599 g mit einem Gehalt an verd. Eiweiß von 237 g. Der Gehalt an verd. Fett belief sich in dem Kraftfuttergemisch für Mariensee auf 15 g je kg. In Trenthorst wurde ein Erdnußmehl mit einem etwas höheren Fettgehalt verfüttert (vgl. Übersicht Nr. 4). Dieser höhere Fettgehalt bewirkte, daß der Fettgehalt der fertigen Kraftfuttermischung sich auf 26 g, also um 11 g erhöhte.

In Trenthorst wurden in der Vorperiode mit dem Grundfutter 59 g, mit dem Kraftfutter 70 g, insgesamt also nur 129 g verzehrt. In Mariensee beliefen sich die entsprechenden Werte auf 86 g und 36 g, also 122 g. Ob die geringe fettsteigernde Wirkung der Kraftfuttermittel in der I. Periode im Vergleich zur II. Periode damit zusammenhängen kann, daß die Tiere mit den etwas höheren Fettgaben in dieser Zeit irgendwie eine Lücke im Körper ausfüllen mußten und dieser Teil erst danach für die Bildung von Milchfett zur Verfügung stand, ist unwahrscheinlich, zumal der Fettgehalt in der III. Periode wieder etwas zurückging.

Übersicht Nr. 19. *Fettgehalt beim Übergang von der Vorperiode sowie zur Nachperiode*

a) Trenthorst

Vorperiode Fett %	Übergang zu	I. Hauptperiode Fett %	Differenz %		III. Hauptperiode Fett %	Übergang von	Nachperiode Fett %	Differenz %	
3,63	A	3,68	+ 0,05	+ 0,035	3,76	A	3,74	− 0,02	− 0,02
3,69	A	3,71	+ 0,02		3,72	A	3,70	− 0,02	
3,60	B	3,74	+ 0,14	+ 0,115	3,92	B	3,87	− 0,05	− 0,07
3,66	B	3,75	+ 0,09		3,94	B	3,85	− 0,09	
3,60	C	3,85	+ 0,25	+ 0,215	3,93	C	3,77	− 0,16	− 0,185
3,55	C	3,73	+ 0,18		3,88	C	3,67	− 0,21	

b) Mariensee

Vorperiode Fett %	Übergang zu	I. Hauptperiode Fett %	Differenz %		III. Hauptperiode Fett %	Übergang von	Nachperiode Fett %	Differenz %	
3,35	A	3,69	+ 0,34	+ 0,22	3,81	A	3,76	− 0,05	− 0,075
4,11	A	4,21	+ 0,10		4,45	A	4,35	− 0,10	
3,53	B	3,76	+ 0,23	+ 0,165	4,21	B	4,05	− 0,16	− 0,20
3,73	B	3,83	+ 0,10		4,43	B	4,19	− 0,24	
3,95	C	4,09	+ 0,14	+ 0,22	3,86	C	3,70	− 0,16	− 0,225
4,17	C	4,47	+ 0,30		4,14	C	3,85	− 0,29	

Weiter bleibt die Frage offen, aus welchem Grunde in der II. Periode der Fettgehalt bei dem A-Futtermittel um etwa 0,18 bzw. 0,16% anstieg. In der Periode vorher waren die fettreicheren Futtermittel B und C verabreicht.

Zur Nachprüfung, ob auch diese A-Futtermittel mit dem geringeren Fettgehalt noch eine spezifisch fettsteigernde Wirkung besitzen, kann man das Verhalten des Fettgehaltes beim Übergang von der Vorperiode zur I. Hauptperiode sowie von der III. Hauptperiode zur Nachperiode heranziehen. Dabei ist zu beachten, daß die Kühe in Trenthorst in der Nachperiode mit dem Grundfutter 59 g, mit dem Kraftfutter 49 g, insgesamt also nur 108 g verd. Fett aufnahmen. In Mariensee waren dies 62 g und 21 g, also 83 g, insgesamt also 25 g weniger. Die Zahlen über das Verhalten des Fettgehaltes der Milch beim Übergang von der Vorperiode und zur Nachperiode sind in der folgenden Übersicht Nr. 19 zusammengestellt.

Das Ergebnis der statistischen Auswertung dieser Zahlen findet sich in der folgenden Übersicht Nr. 20.

Übersicht Nr. 20. *Statistische Sicherung der Unterschiede im Fettgehalt beim Übergang von der Vorperiode sowie zur Nachperiode*

a) Vorperiode zur I. Hauptperiode

	Trenthorst			Mariensee		
	Übergang zu	Prüfverfahren	P	Übergang zu	Prüfverfahren	P
Zunahme im Fettgehalt . .	A B C	t-Test " "	> 5% < 1% < 0,1%	A B C	t-Test " "	> 5% < 1% < 1%
unterschiedliche Zunahme im Fettgehalt	3 Gruppen	F-Test	< 1%	3 Gruppen	F-Test	> 5%

b) III. Hauptperiode zur Nachperiode

	Trenthorst			Mariensee		
Abnahme im Fettgehalt . .	A B C	t-Test " "	> 5% > 5% < 1%	A B C	t-Test " "	< 5% < 1% < 1%
unterschiedliche Abnahme im Fettgehalt	3 Gruppen	F-Test	< 1%	3 Gruppen	F-Test	> 5%

Die in der Übersicht Nr. 19 angeführten Durchschnittszahlen über den Fettgehalt zeigen, daß sich in Trenthorst beim Übergang von der Vorperiode zur I. Hauptperiode der Fettgehalt der Milch mit zunehmendem Fettgehalt der Futtermittel erhöhte. Diese Erhöhung belief sich beim Übergang zu A, B und C auf rund 0,04%, 0,12% und 0,22%.

In Mariensee war diese Parallelität nicht festzustellen. Bei der statistischen Auswertung aber ließ sich in beiden Betrieben sowohl die Zunahme im Fettgehalt beim Übergang zum Futtermittel B und zum Futtermittel C, nicht aber beim Übergang zum Futtermittel A sichern. Der Abfall im Fettgehalt beim Übergang zur Nachperiode war in Trenthorst nur recht gering, und er läßt sich dort nur für das Futtermittel C statistisch sichern. Bei den andern beiden Futtermitteln lag die Veränderung noch im Bereich der Zufallsschwankungen. In Mariensee, wo die Kokos-Schrote und -Kuchen verfüttert wurden, trat die Abnahme im Fettgehalt wesentlich deutlicher in Erscheinung, und dort war der Unterschied für alle drei Schrotarten statistisch gesichert, also auch für das A-Schrot. Dies dürfte gleichzeitig als eine gewisse Bestätigung gewertet werden können, daß auch dem *Ölschrot mit geringem Fettgehalt noch eine gewisse fettsteigernde Wirkung innewohnt.* Der Einwand ist unbegründet, man müsse dies stärkere Abfallen des Fettgehaltes in Mariensee darauf zurückführen, daß dort im Gesamtfutter die Menge an verd. Fett in der Nachperiode im Vergleich zu Trenthorst um (108 — 83 =) 25 g geringer gewesen sei. Denn selbst wenn diese Fettmenge im ganzen Umfang für die Bildung von Milchfett Verwendung gefunden hätte, wäre bei der täglichen Durchschnittsleistung von rund 12 kg Milch damit nur eine Erhöhung des Fettgehaltes um 0,002% zu erzielen gewesen.

Die bei diesem Versuch ermittelten Zahlen über den Verzehr an verd. Fett können dann weiterhin mit zur Klärung der in letzter Zeit vielfach erörterten *Frage nach dem physiologischen Fettminimum* herangezogen werden. LEROY hält es für zweckmäßig, den Kühen in der Tagesration 350 g verd. Fett zu verabreichen. Nach VOGEL *) sollen es gerne 250 g sein. Was die Tiere im Durchschnitt am Tag während dieses Versuches an verd. Fett aufnahmen, zeigt die folgende Übersicht Nr. 21.

Übersicht Nr. 21. *Gehalt des Gesamtfutters an verd. Fett in g*

	Trenthorst g	Mariensee g
Vorperiode	129	122
bei A-Futter	102	125
bei B-Futter	123	144
bei C-Futter	164	172
Nachperiode	108	83

Selbst bei Verabreichung der C-Futtermittel verzehrten die Tiere also nur 164 g bzw. 172 g verd. Fett am Tag. Dieser Fütterungsversuch umfaßte 112 Tage (17. I. bis 7. V. 52), war also von recht langer Dauer. Während dieser Zeit und nachher befanden die Tiere sich im besten Gesundheitszustand. Auch wurden die Tiere ohne Schwierigkeit wieder tragend. Die Milchmengenleistung war durchaus zufriedenstellend und der im Durchschnitt während dieses Versuches erzielte Fettgehalt der Milch, der sich auf fast 4% belief, kann für schwarzbuntes Niederungsvieh doch wohl auch als sehr günstig

*) VOGEL, H.: Bericht über die Ergebnisse der Forschungen auf dem Gebiet der Tierernährung seit 1945. Landw. Forschungsrat e. V. Bonn S. 9.

bezeichnet werden. Danach wäre es also keine so ganz dringende Notwendigkeit, für einen möglichst hohen Gehalt des Gesamtfutters an verd. Fett Sorge zu tragen.

3. Einfluß auf die Gewichtsentwicklung

Das Lebendgewicht der Kühe wurde zu Beginn und am Ende des Versuchs sowie bei Abschluß jeder Fütterungsperiode an zwei aufeinanderfolgenden Tagen ermittelt. Der Wert derartiger Gewichtsfeststellungen wird immer recht problematisch bleiben, weil diese zu sehr durch die unterschiedliche Füllung des Verdauungskanals beeinflußt werden können, man die tatsächlichen Veränderungen an Körpersubstanz nicht genau genug zu erfassen vermag. Immerhin lassen sich damit doch gewisse Anhaltspunkte gewinnen. Die bei den Wägungen gewonnenen Zahlen sind in der folgenden Übersicht Nr. 22 wiedergegeben.

Übersicht Nr. 22. *Durchschnittliches Lebendgewicht in den Gruppen und Perioden*

a) Trenthorst

Gruppe	Vorperiode kg	I. Hauptperiode kg	II. Hauptperiode kg	III. Hauptperiode kg	Nachperiode kg	Steigerung kg
I	568,6	577,2	578,1	577,3	570,0	+ 1,4
II . . .	523,1	537,8	541,0	534,6	527,0	+ 3,9
III . . .	517,0	536,4	541,5	541,5	531,6	+ 14,6
IV . . .	511,3	533,2	536,2	530,0	528,0	+ 16,7
V . . .	533,6	557,7	558,2	555,0	545,2	+ 11,6
VI . . .	520,3	540,8	540,8	545,5	541,1	+ 20,8
Ø . . .	529,0	547,1	549,3	547,3	544,2	+ 15,2

b) Mariensee

Gruppe	Vorperiode kg	I. Hauptperiode kg	II. Hauptperiode kg	III. Hauptperiode kg	Nachperiode kg	Steigerung kg
I	531,8	531,3	544,0	542,5	542,0	+ 10,2
II . . .	558,5	581,2	585,8	576,3	577,1	+ 18,6
III . . .	553,5	576,9	594,4	594,9	590,6	+ 37,1
IV . . .	561,7	566,7	582,5	580,0	580,2	+ 18,5
V . . .	516,3	528,5	545,8	549,0	540,3	+ 24,0
VI . . .	562,4	571,4	586,5	567,8	553,6	– 8,8
Ø . . .	547,6	560,7	575,0	570,0	564,7	+ 17,1

Das Ergebnis der statistischen Auswertung dieser Zahlen ist aus der folgenden Übersicht Nr. 23 ersichtlich.

Übersicht Nr. 23. *Statistische Auswertung des Einflusses der Kraftfuttermittel auf die Veränderungen des Lebendgewichtes der Kühe*

Streuungszerlegung

	Trenthorst		Mariensee	
	Freiheitsgrade	mittlere Fehlerquadrate	Freiheitsgrade	mittlere Fehlerquadrate
zwischen den Blöcken	12	10 2,06	5	57 2,79
zwischen den Kühen innerhalb der Blöcke	36	12 6,47	12	20 2,42
zwischen den Perioden	36	89 5,28	12	41 7,79
zwischen den Futtermitteln	2	3 4,50	2	36 5,61
Rest	70	9 2,47	21	16 8,08
Gesamt	161	16 8,07	52	28 0,14

In der Gewichtsentwicklung ließen sich also zwischen den einzelnen Gruppen irgendwelche statistisch gesicherten Unterschiede, die man auf die Futterwirkung der verschiedenen Kraftfuttergemische hätte zurückführen können, nicht nachweisen. Auch sind die kleinen Gewichtsschwankungen, die sich von Periode zu Periode ergaben, als zufällig anzusehen. Die Tiere hielten sich im Verlauf des Versuches auf dem gleichen Gewicht, und auch dies bestätigt, daß die gesamte Nährstoffzufuhr eine ausreichende war.

IV. Zusammenfassung

Das Max-Planck-Institut für Tierzucht und Tierernährung führte auf Wunsch und mit Hilfe der Ölmühlenindustrie in der Zeit vom 17. I. bis 7. V. 52 einen 112-tägigen Fütterungsversuch mit 74 Kühen durch, um festzustellen, ob Palmkern- und Kokos-Schrote sowie Palmkern- und Kokos-Kuchen, die einen verschiedenen Fettgehalt hatten, die Milchmenge, den Fettgehalt der Milch oder auch das Lebendgewicht der Tiere unterschiedlich beeinflußten. Der Fettgehalt dieser Futtermittel war auf etwa 1%, 2,5% bzw. 5,0% abgestimmt. Die Tiere standen während dieses Versuches in exakter Einzelfütterung, bei der auch die individuelle Aufnahme des Grundfutters täglich kontrolliert wurde. Milchmenge und Fettgehalt der Milch wurden von jedem Tier täglich festgestellt. Die Gewichte der Tiere wurden regelmäßig am Ende der einzelnen Versuchsperioden überprüft. Dieser Versuch wurde nicht als Gruppen- oder Periodenversuch durchgeführt, sondern dafür kam ein neues Schema zur Anwendung, das sich in Amerika bewährt hatte. Die Ergebnisse dieses Versuches wurden statistisch ausgewertet. Danach hatten die Kraftfuttermittel mit dem unterschiedlichen Fettgehalt auf die Milchmengenleistung keinen Einfluß ausgeübt. Dagegen ließ sich eine statistisch gesicherte Sonderwirkung auf den Fettgehalt der Milch nachweisen. Beim Austausch der Ölschrote mit einem Fettgehalt von etwa 1% gegen Kuchen mit einem Fettgehalt von rd. 5% ließ sich bei Tagesgaben von reichlich 1,5 kg der Fettgehalt der Milch um etwa 0,15% steigern. Diese Erhöhung war also nicht so hoch, wie man dies im allgemeinen annimmt. Weiterhin ergab sich mit einiger Sicherheit, daß auch Ölschrote mit einem Fettgehalt von nur 1% einen gewissen günstigen Einfluß auf den Fettgehalt der Milch ausüben.

Auf die Gewichtsentwicklung hatten diese Futtermittel keinen unterschiedlichen Einfluß. Das war auch nicht zu erwarten, weil bei der Futterzuteilung der etwas höhere Stw der Futtermittel mit dem höheren Fettgehalt entsprechend berücksichtigt war. Nicht uninteressant ist dann die Feststellung, daß man mit Rücksicht auf den Milchertrag, den Fettgehalt der Milch und das allgemeine Wohlbefinden der Kühe doch nicht allzu sehr für einen möglichst hohen Gehalt des Futters an verd. Fett besorgt sein muß.

Literaturverzeichnis

1 BARBORIAK, J. u. SCHÜRCH, A.: Bericht über einen vergleichenden Milchviehfütterungsversuch mit Kokosextraktionsschrot und Kokospreßkuchen. Landw. Jahrb. der Schweiz Bd. 64/1950.

2 BROUWER, E. u. FRENS, A. M.: Voederproeven omtrent het jood getal van het botervet en de stevigheid von de boter in den winter en in den somer.

3 DIJKSTRA, N. D.: De invloed van vet in het voederrantsoen van melkkoeien. — Overdruck uit het landbouwkundig tijdschrift 63. Jahrgg. Nr, 2 Febr. 1951.

4 HANSEN, J.: Die Wirkung der Palmkuchen auf die Milchergiebigkeit des Rindes. Landw. Jahrb. Bd. 47/1914. S. 1.

5 HANSEN, J.: Lehrbuch der Rinderzucht. 1922. S. 559.

6 HONCAMP: Untersuchungen über den Einfluß von Kokoskuchen und Kokosbruch, sowie von steigenden Gaben derselben auf Menge und Zusammensetzung der Milch. Arbeiten der DLG, Heft 303/1920.

7 HONCAMP, F. W. HELME und PH. MALCOMESIUS: Über den Einfluß einer Mischung von Kokos- und Palmkernkuchen auf Menge und Zusammensetzung der Milch im Vergleich zur Einzelfütterung dieser Ölrückstände. (Biedermann Zbl. B. 5, 554—582).

8 NEHRING, K.: Lehrbuch der Tierernährung und Futtermittelkunde. Neumann-Verlag Radebeul-Berlin 3. Aufl. 1952. S. 215.

9 SCHMIDT, J. u. H. VOGEL: Milchviehfütterungsversuch mit Palmkern- und Kokoskuchen und einem Gemisch beider Ölkuchen. Biedermann Zbl. 3, 539, 1932.

10 SCHMIDT, J. H. VOGEL u. F. DUCKSTERA: Milchviehfütterungsversuch mit steigenden Gaben eines Palmkern- und Kokosgemisches. Tierernährung 4/557 (1932).

11 STEENSBERG, V.: Kvalites og Fodring. Kobenhavn: Frederiksberg Bogtrykkeri.

12 VOGEL, H: Die spezifische Wirkung der Palmkernkuchen auf Menge und Fettgehalt der Kuhmilch. Süddeutsche landw. Tierzucht 26, 85, 1932.

Aus der Landwirtschaftlichen Versuchsstation Rostock
(Direktor: Prof. Dr. K. NEHRING)

K. NEHRING und W. SCHRAMM†

ZUSAMMENSETZUNG UND FUTTERWERT VON ABFALL-FUTTERSTOFFEN AUS DEM GEMÜSEBAU

Der Anbau der verschiedenen Gemüsearten für die menschliche Versorgung hat in den letzten Jahren ganz erheblich zugenommen. Dies gilt im besonderen Maße für den Feldgemüsebau, der in einer Reihe von landwirtschaftlichen Betrieben Eingang gefunden hat. Dies bringt die Tatsache mit sich, daß man den beim Gemüsebau mitunter in nicht unerheblichen Mengen anfallenden Abfällen, die für den menschlichen Verzehr nicht geeignet sind, für den Zweck der Verfütterung zunehmende Beachtung schenkt, zumal es sich vielfach um Stoffe von durchaus günstiger Zusammensetzung handelt. So werden die Abfälle, die bei den verschiedenen Kohlarten anfallen, auf 25 bis 30% geschätzt, beim Blumenkohl der Anteil an Blatt auf etwa 30—40%. Bei Karotten und Möhren liegt der Anteil an dem für die menschliche Ernährung nicht brauchbaren Kraut bei über 25%, und bei grünen Pflückerbsen übersteigt die Menge der zurückbleibenden Massen bei weitem die Menge der anfallenden Schoten. Dazu kommen noch die verschiedenen Abfälle bei der Zubereitung in der Küche selbst, die allerdings für eine Verwendung zu Futterzwecken auf breiterer Basis kaum Verwendung finden werden, sondern in erster Linie in die Kleinviehhaltung wandern.

Über die Zusammensetzung und den Futterwert dieser verschiedenen Abfälle aus dem Gemüsebau liegen verhältnismäßig wenig Untersuchungen vor. Im besonderen Maße hat sich M. VON SCHLEINITZ [5] in ausgedehnten Untersuchungen mit der Zusammensetzung von Gemüse und Gemüseabfällen beschäftigt. Ausnützungsversuche zur Bestimmung der Verdaulichkeit sind jedoch bei diesen Untersuchungen nicht durchgeführt worden. K. RICHTER und K. H. BAENSCH [4] haben sich mit auf einem Allestrockner künstlich getrockneten Kohlabfällen (Abfallblätter von Weiß-, Rot-, Wirsing- und Rosenkohl) beschäftigt und bei ihren Untersuchungen auch die Verdaulichkeit in Ausnützungsversuchen an Hammeln bestimmt. In den soeben herausgegebenen Futterwerttabellen der DLG [1] liegen relativ wenig Angaben über die Zusammensetzung und insbesondere über die Verdaulichkeit der Gemüseabfälle vor. Immerhin lassen die Untersuchungen von M. VON SCHLEINITZ wie auch von RICHTER und BAENSCH die günstige Zusammensetzung und vor allem einen hohen Gehalt an Rohprotein bei einer ganzen Reihe dieser Abfallfutterstoffe erkennen. Auch die Verdaulichkeit der Kohlabfälle bei den Untersuchungen der letztgenannten ist mit Verdauungskoeffizienten von 66—76% für die organische Substanz als durchaus günstig zu bewerten, wobei gegebenenfalls die Möglichkeit bestand, daß durch die Trocknung bei den immerhin erhöhten Trockentemperaturen im Allestrockner eine gewisse Minderung der Verdaulichkeit gegenüber der Frischsubstanz eingetreten sein könnte, worauf auch die relativ niedrigere Verdaulichkeit des Rohproteins von künstlich getrockneten Kohlabfällen bei unseren Untersuchungen (s. Tabelle 5 b) hinzuweisen scheint.

Um der landwirtschaftlichen Praxis weitere Unterlagen zur Beurteilung des Futterwertes dieser Abfallstoffe und für ihren richtigen Einsatz in der Fütterung zu geben, haben wir im Rahmen der laufenden Untersuchungen der Landwirtschaftlichen Versuchsstation Rostock über die Zusammensetzung und den Wert der wirtschaftseigenen Futterstoffe unsere Arbeiten auch auf diese Futterstoffe, die als Abfälle aus dem Gemüsebau anfallen, ausgedehnt. Bei diesen Untersuchungen, die in den Jahren 1941—1948 zur Durchführung kamen *), sind in erheblichem Umfange Ausnützungsversuche mit diesen Futterstoffen vor allem an Hammeln, z. T. auch an Schweinen wie auch an Kaninchen durchgeführt worden, um die in dieser Richtung bestehende Lücke ausfüllen zu können.

Die Untersuchungen erstreckten sich vor allem auf folgende Stoffe:

1. Abfälle aus dem Kohlanbau
2. Möhrenkraut
3. Abfälle aus dem Gemüseerbsenanbau
4. Abfälle aus dem Gemüsebohnenanbau.

Zur Durchführung der Ausnützungsversuche wurde das Material, sofern es nicht frisch oder eingesäuert zur Verfütterung kam, in einem Ventilatortrockenschrank vorsichtig bei 50° getrocknet; unter diesen Trocknungsbedingungen ist keine Beeinträchtigung der Verdaulichkeit zu erwarten. Einige Proben (Kohl) stammen aus auf einem Loktrockner künstlich getrocknetem Material, während einige Erbsenstrohproben von einer natürlichen Trocknung auf dem Feld stammten. Die Ausnützungsversuche sind in der üblichen Weise gewöhnlich jeweils mit 2 Tieren durchgeführt worden; die Übereinstimmung zwischen den beiden Tieren war im allgemeinen eine durchaus befriedigende, so daß späterhin nur die Mittelwerte angegeben werden sollen. In einzelnen Fällen, in denen nur geringe Mengen zur Verfügung standen, wurden die Versuche nur mit einem Tier durchgeführt.

I. Abfälle aus dem Kohlanbau

Nachstehend wird zunächst eine Zusammenstellung über die Zusammensetzung der Abfälle der wichtigsten Kohlarten, des Weiß- und des Rotkohls, gegeben. Es handelt sich hierbei, wie gesagt, ausschließlich um Abfälle, die beim Abernten der Kohlköpfe auf dem Felde zurückgeblieben sind (Tab. 1).

*) Über die ersten Untersuchungen ist 1942 auszugsweise berichtet worden [2].

Tabelle 1. *Zusammensetzung von Abfällen aus dem Weiß- und Rotkohlanbau* (bezogen auf Trockensubstanz)

	Zeit der Ernte	Organ. Subst. %	Roh-protein %	Roh-fett %	Roh-faser %	N-freie Extrakt-stoffe %	Roh-asche %	Sand %
Weißkohlblatt								
Sommerkohl . . .	August	71,50	23,90	6,30	13,40	27,90	28,50	
Spätkohl	Oktober	85,33	19,25	2,86	8,53	54,69	14,67	
„	Okt./Nov.	76,10	15,90	2,00	13,80	44,40	23,90	9,50
„	„	79,17	14,08	2,34	13,40	49,35	20,83	
„	November	85,33	19,25	2,86	8,53	54,69	14,67	
„	„	77,26	13,49	2,25	12,60	48,92	22,74	9,11
Rotkohlblatt								
Sommerkohl . . .	August	80,30	24,10	5,38	14,40	36,42	19,70	
Spätkohl	Oktober	85,46	20,33	3,57	9,49	52,07	14,54	
„	Okt./Nov.	83,22	14,18	1,95	15,48	51,21	16,78	

Die Untersuchungen zeigen zunächst, daß zwischen dem *Rotkohl- und Weißkohlblatt* praktisch keine größeren Unterschiede in dem Gehalt an Rohnährstoffen bestehen, so daß sie demgemäß in ihrem Futterwert gleichzusetzen wären.

Die Abfälle vom *Sommerkohl* zeigen bei beiden Kohlarten gegenüber dem Spätkohl einen erhöhten Proteingehalt und einen erhöhten Gehalt an Rohfett. Auch der Gehalt an Rohfaser liegt beim Sommerkohl etwas höher; hingegen ist der Gehalt an N-freien Extraktstoffen demgemäß deutlich niedriger.

Bei den untersuchten *Spätkohlproben* sind die Unterschiede in den Gehaltswerten verhältnismäßig groß, was aber nicht überraschen kann, da es sich um Abfälle von verschiedener Beschaffenheit handelt. In erheblichem Umfang sind die Unterschiede auf das Vorhandensein von Schmutz und Sand zurückzuführen, der bei einzelnen Proben nahezu 10% erreichte. Im Rohproteingehalt schwankten die Werte bei den Weißkohlabfällen von 13,5—19,5% und die Gehalte an Rohfaser von 8,5—13,8%, wobei höhere Gehalte an Rohprotein niedrigeren Rohfasergehalten entsprachen.

Im Mittel der untersuchten Proben ergaben sich folgende Werte für die Zusammensetzung in der Trockensubstanz bzw. in der Frischsubstanz, wobei hier mit einem Durchschnittswert von 12% Trockensubstanz in den frischen Abfällen gerechnet wird (Tabelle 2).

Die Zusammensetzung der beiden Kohlblattabfälle ist, wie gesagt, eine praktisch übereinstimmende. Mit einem Rohproteingehalt von über 16 bzw. 17% und einem Rohfasergehalt von 12% in der Trockensubstanz (im Mittel) ist die Zusammensetzung als eine durchaus günstige zu bewerten; sie entspricht etwa der eines guten Zuckerrübenblatts. Der Futterwert des Sommerblatts ist wegen des höheren Gehalts an Rohprotein noch günstiger zu bewerten.

Tabelle 2. *Zusammensetzung der Weiß- und Rotkohlabfälle (Mittelwerte)*

Abfälle	Trock.-Subst. %	Organ. Subst. %	Roh-protein %	Roh-fett %	Roh-faser %	N-freie Extrakt-stoffe %	Roh-asche %
	In der Frischsubstanz						
Weißkohlblatt	12,0	9,68	1,97	0,29	1,36	6,06	3,32
Rotkohlblatt	12,0	10,12	2,07	0,36	1,50	6,19	1,88
	In der Trockensubstanz.						
Weißkohlblatt	100	80,6	16,4	2,5	11,4	50,3	19,4
Rotkohlblatt	100	84,3	17,3	3,0	12,5	51,6	15,7

Bei Untersuchungen von gutem Weiß- bzw. Rotkohlblatt (kein Abfall) wurden folgende Werte erhalten (in Trockensubstanz):

	Organ. Subst. %	Roh-protein %	Roh-fett %	Roh-faser %	N-freie Extrakt-stoffe %	Roh-asche %	V. C. für Roh-protein %
Weißkohlblatt	80,93	17,60	3,71	12,13	47,49	19,07	88.0
Rotkohlblatt	85,36	16,61	3,60	11,76	53,50	14,64	88,1

Es sind also keine wesentlichen Unterschiede in der Zusammensetzung zwischen gutem Blatt und Abfällen festzustellen.

Bei der Untersuchung der *übrigen Kohlarten* wurden folgende Ergebnisse erhalten (Tabelle 3, S. 106).

a) *Blumenkohlabfälle* (Blatt).

Die Zusammensetzung des abfallenden Blumenkohlblatts ist eine recht günstige. Der Rohproteingehalt liegt z. T. recht hoch. Hingegen liegt der Rohfasergehalt größtenteils höher als beim Weißkohlblatt. Als besonders günstig erwies sich die Zusammensetzung des im September im Feldanbau aus einem allerdings in sehr gutem Bestand geernteten Blumenkohlblatts, bei dem es sich um ein reines Blatt handelte. Bei der Probe 4 (siehe Tabelle 3) hingegen war der Strunk z. T. mit abgeschnitten worden und demzufolge liegt hier der Gehalt an Rohprotein niedriger und der Gehalt an N-freien Substanzen höher.

b) *Wirsingkohl.*

Die Zusammensetzung entspricht im Durchschnitt der des Weiß- bzw. Rotkohlblattes: günstiger Rohproteingehalt, relativ niedriger Rohfasergehalt.

c) *Rosenkohlblatt.*

Bei hohem Rohprotein- und niedrigem Rohfasergehalt ist die Zusammensetzung als recht günstig zu bewerten.

Beim Rosenkohl sind auch die Strünke, die in recht erheblicher Menge anfallen, untersucht worden. Die erhaltenen Werte sind in der obigen Tabelle mitgeteilt. Der Gehalt an Rohprotein liegt hier überraschend hoch, der Rohfasergehalt verhältnismäßig günstig. Bei den Untersuchungen von M. VON

SCHLEINITZ sind ähnliche Werte für den Gehalt an Rohprotein in den Strünken erhalten worden.

Die Bestimmung der Verdauungskoeffizienten für Rohprotein (mit Pepsin-HCl bestimmt) ergab bei den Blättern wie den Strünken recht hohe Werte.

Tabelle 3. *Zusammensetzung von Abfällen aus dem Kohlanbau*
(bezogen auf Trockensubstanz)

	Entnahmezeit	Organ. Subst. %	Rohprotein %	Rohfett %	Rohfaser %	N-freie Extraktstoffe %	Rohasche %	V. C. für Rohprotein %
Blumenkohlblatt								
aus Glashaus . . .	Juni	76,06	31,25	4,81	16,54	23,46	23,14	
aus Frühbeet . . .	Juli	74,40	21,06	5,57	18,09	29,68	25,20	
aus Feldanbau . . . (guter Bestand)	Sept.	83,12	32,70	4,18	11,84	34,44	16,88	
aus Feldanbau . . .	Herbst	91,96	14,78	1,83	17,30	58,05	8,04	
„ „	„	81,28	19,45	2,27	15,32	44,24	18,72	
Wirsingkohlblatt	Herbst	83,15	13,60	1,94	14,95	52,65	16,85	
		74,12	21,32	2,49	8,37	41,94	25,88	
Rosenkohl								
Blatt		77,27	21,87	3,01	8,24	44,15	22,73	
„	Herbst	85,73	21,69	4,68	12,83	46,53	14,27	89,5
„	bzw.	90,08	25,82	4,14	13,77	46,35	9,92	89,2
Strünke	Winter	89,17	22,97	1,00	12,02	53,18	10,83	
„		90,52	18,77	2,63	16,59	52,53	9,48	89,3
„		93,75	21,40	2,66	13,60	56,09	6,25	90,0
Grünkohl								
Blatt	Herbst	90,62	23,40	4,75	12,63	49,84	9,38	90,6
„	bzw.	90,38	25,30	4,40	11,07	49,61	9,62	88,5
Strünke	Winter	91,22	14,50	2,20	25,80	48,72	8,78	86,5
„		95,04	21,36	2,19	21,55	49,94	4,96	88,3

d) *Grünkohl.*

Die Zusammensetzung des Grünkohlblattes erwies sich mit dem des Rosenkohlblattes etwa übereinstimmend: günstiger Proteingehalt und mäßiger Rohfasergehalt.

Bei den Strünken ist hingegen der Gehalt an Rohprotein etwas niedriger und der Gehalt an Rohfaser nicht unwesentlich höher als dort. Demzufolge liegt die Verdaulichkeit des Rohproteins hier (allerdings nur in geringem Umfang) niedriger, während sie beim Blatt auf der gleichen Höhe liegt.

Im *Mittel der verschiedenen Kohlblattarten* ergaben sich folgende Werte für die Zusammensetzung in der Trockensubstanz bzw. in der Frischsubstanz (Tabelle 4).

Es sind außerdem Proben von Kohlrabiblatt und Blättern von roten Beeten untersucht worden; die Zusammensetzung war folgende (s. S. 107).

Insbesondere das Kohlrabiblatt zeigt eine günstige Zusammensetzung (hoher Rohprotein- und niedriger Rohfasergehalt). Das Blatt der roten Beete erwies sich im Gehalt an Rohprotein dem des Zucker- und Futterrübenblatts etwas überlegen, der hohe Aschengehalt weist auf starke Verschmutzung hin.

Tabelle 4. *Zusammensetzung von Abfällen aus dem Kohlanbau (Mittelwerte)*

	Trock.-Subst. %	Organ. Subst. %	Roh-protein %	Roh-fett %	Roh-faser %	N-freie Extrakt-stoffe %	Roh-asche %
			In der Frischsubstanz				
Blumenkohlblatt	12,00	10,62	2,68	0,34	1,78	5,46	1,74
Wirsingkohlblatt	12,00	9,43	2,10	0,26	1,40	5,67	2,57
Rosenkohlblatt	14,00	11,80	3,23	0,55	1,62	6,40	2,20
Rosenkohlstrünke	20,00	18,24	4,22	0,42	2,82	10,78	1,76
Grünkohlblatt	15,00	13,58	3,66	0,69	1,77	7,46	1,42
Grünkohlstrünke	22,00	20,48	3,94	0,48	5,21	10,85	1,52
			In der Trockensubstanz				
Blumenkohlblatt	100,0	85,5	22,3	2,8	14,8	45,6	4,5
Wirsingkohlblatt	100,0	78,6	17,5	2,2	11,7	47,2	21,4
Rosenkohlblatt	100,0	84,3	23,1	3,9	11,6	45,7	15,7
Rosenkohlstrünke	100,0	91,2	21,1	2,1	14,1	53,9	8,8
Grünkohlblatt	100,0	90,5	24,4	4,6	11,8	41,7	9,5
Grünkohlstrünke	100,0	93,1	17,9	2,2	23,7	49,3	6,9

In der Trockensubstanz

	Trock.-Subst. %	Organ. Subst. %	Roh-protein %	Roh-fett %	Roh-faser %	N-freie Extrakt-stoffe %	Roh-asche %
Kohlrabiblatt	13,7	85,17	24,26	3,98	7,36	49,57	14,83
Blatt von roter Beete	12,7	59,43	19,47	1,52	7,47	30,97	40,57

Mit einer Reihe dieser Abfälle aus dem Kohlanbau sind Ausnützungsversuche zur *Bestimmung der Verdaulichkeit an Hammeln und Schweinen* und z. T. auch an Kaninchen durchgeführt worden. Die Verfütterung wurde z. T. im frischen, größtenteils in vorsichtig getrocknetem Zustand durchgeführt. Die Durchführung der Fütterungsversuche machte keine Schwierigkeiten; die Rationen wurden größtenteils restlos gefressen. Die Zusammensetzung der bei den Fütterungsversuchen verabreichten Futterstoffe wie die erhaltenen Verdauungskoeffizienten sind in der folgenden Übersichtstabelle 5 zusammengestellt:

Die Zusammensetzung der für die Ausnützungsversuche herangezogenen Futterstoffe liegt etwas ungünstiger als die im Durchschnitt für die einzelnen Proben angegebenen Werte. Dies gilt im besonderen Maße für das Weißkohl- und Rotkohlblatt, bei denen die Werte für den Gehalt an Rohprotein deutlich niedriger bzw. an Rohfaser höher liegen als die Durchschnittswerte aller sonst untersuchten Proben. Dies ist wahrscheinlich darauf zurückzuführen, daß es sich hier um größere Proben aus Feldbeständen handelte, bei denen auch ein Teil der Strünke mithinzugekommen ist.

Tabelle 5. *Ergebnisse der Ausnützungsversuche an Hammeln*

Abfälle	Organ. Subst.	Roh-protein	Roh-fett	Roh-faser	N-freie Extrakt-stoffe	Roh-asche	Verdaul. Nährstoffe Roh-prot. %	Verdaul. Nährstoffe Stärke-wert
a) Zusammensetzung in % der Trockensubstanz								
Weißkohlblatt getr.	79,17	14,08	2,34	13,40	49,35	20,83		
Weißkohlblatt (Loktrockner) .	77,26	13,49	2,25	12,60	48,92	22,74 (Sand 9,11%)		
Rotkohlblatt getr.	83,22	14,18	2,35	15,48	51,21	16,78		
Blumenkohlblatt getr.	91,96	14,78	1,83	17,30	58,05	8,04		
Wirsingkohlblatt getr.	83,15	13,60	1,95	14,95	52,65	16,85		
Rosenkohlstengel frisch . . .	89,17	22,95	1,00	12,02	53,18	22,75		
Blatt von roter Beete frisch . .	59,43	19,47	1,52	7,47	30,97	40,57		
b) Verdauungskoeffizienten								
Weißkohlblatt getr.	85,7	79,1	59,5	58,7	96,0		11,1	64,4
Weißkohlblatt (Loktrockner) .	78,0	64,1	43,3	59,8	88,0		8,65	56,9
Rotkohlblatt getr.	82,0	70,1	59,5	58,7	96,0		9,9	64,0
Blumenkohlblatt getr.	85,3	77,9	—	48,4	100,0		11,5	72,3
Wirsingkohlblatt getr.	88,6	77,7	45,5	79,8	95,5		10,6	69,6
Rosenkohlstengel frisch . . .	87,3	88,7	67,7	73,1	90,3		20,4	73,8
Blatt von roter Beete frisch . .	76,2	61,8	57,1	100,0	79,3		12,0	43,2

Tabelle 6. *Gehalt an verdaulichen Nährstoffen (Hammel)*

	Trock. Subst. %	verdaul. Rohprotein %	Stärke-wert
Weißkohlblatt	12,0	1,3	7,7
„ (Loktrockner)	12,0	1,0	6,8
Rotkohlblatt	12,0	1,2	7,7
Blumenkohlblatt	12,0	1,4	8,7
Wirsingkohlblatt	12,0	1,3	8,4
Rosenkohlstrünke	20,0	4,1	14,8
Blatt von roten Beeten . .	12,0	1,4	5,2

Trotzdem ist, wie die Tabelle 5b zeigt, die *Verdaulichkeit* bei den untersuchten Proben eine hohe. Bei allen Kohlblattarten übersteigt sie für die organische Substanz die Höhe von 80%; beim Rohprotein liegt sie über 70%. Diese Werte stimmen praktisch mit den Verdauungswerten überein, wie sie in der neuen Futtermitteltabelle der DLG für die verschiedenen Kohlblattarten ingesamt angegeben wurden. Es ist hier mit etwa der gleichen Verdaulichkeit zu rechnen wie für den Kohl selbst.

Nur bei den im Loktrockner getrockneten Weißkohlabfällen liegt die Verdaulichkeit etwas niedriger. Dies ist wahrscheinlich auf eine gewisse Verdauungsdepression unter der Einwirkung der erhöhten Trockentemperaturen zurückzuführen.

Der Gehalt an *verdaulichem Rohprotein* und an *Stärkewerten* liegt bei der günstigen Verdaulichkeit allgemein hoch. Beim Stärkewert werden Zahlen von über 70 in der Trockensubstanz errechnet. In der Frischsubstanz bezogen auf einen Trockensubstanzgehalt von 12% entsprechend den Durchschnittswerten, die für das frische Material festgestellt wurden, bzw. 20% bei den Rosenkohlrückständen, ergeben sich die in Tabelle 6 angegebenen Werte für den Gehalt an verdaulichen Nährstoffen.

Die Verdaulichkeit des Blattes von der roten Beete liegt auf der gleichen Höhe wie beim Zuckerrübenblatt. Der Gehalt an verdaulichen Nährstoffen ist jedoch durch den sehr hohen Sandgehalt der Probe heruntergedrückt worden.

Insgesamt handelt es sich bei diesen Abfallfutterstoffen aus dem Kohlanbau um Futterstoffe von günstigem Nährstoffgehalt, die einen entsprechenden Einsatz vor allem in der Rindviehfütterung finden können. Allerdings wird man wie auch sonst bei dem Einsatz von Weißkohl oder auch Markstammkohl bei der Verfütterung dieser Abfälle nicht über Mengen von 20—25 kg je Tier und Tag hinausgehen.

Bei praktischen Fütterungsversuchen an Milchvieh mit getrockneten Weißkohlabfällen wurden bei einer Gabe von 5 kg günstige Ergebnisse erhalten (K. NEHRING [3]).

Daß aber diese *Kohlabfälle auch in der Schweinefütterung* zum Einsatz gelangen können, zeigt das Ergebnis der *an Schweinen durchgeführten Ausnützungsversuche*. Hier wurde im besonderen darauf geachtet, daß das Material von guter Beschaffenheit war. Dies läßt sich aus den Werten für den Gehalt an Rohnährstoffen erkennen (s. Tabelle 7a), die z. T. günstiger lagen als der Durchschnitt aller Proben. Im übrigen war die Durchführung der Ausnützungsversuche an Schweinen die allgemein übliche. Zu einem Grundfutter

Tabelle 7. *Ergebnis der Ausnützungsversuche (Schweine)*

Abfälle	Organ. Subst. %	Roh-protein %	Roh-fett %	Roh-faser %	N-freie Extrakt-stoffe %	Roh-asche %	Verdauliche Nährstoffe: Roh-protein %	Verdauliche Nährstoffe: Gesamt-nährstoff
a) Zusammensetzung in der Trockensubstanz								
Blumenkohlblatt	81,28	19,45	2,27	15,32	44,24	18,72		
Wirsingkohlblatt	74,12	21,32	2,49	8,37	41,94	25,88		
Rosenkohlblatt	77,27	21,87	3,01	8,24	44,15	22,73		
b) Verdauungskoeffizienten								
Blumenkohlblatt	73,3	60,0	—	79,6	80,9		11,7	68,8
Wirsingkohlblatt	79,3	65,4	21.7	72,6	91,4		13,9	59.5
Rosenkohlblatt	83,7	76,6	30,8	90,5	89,6		16,75	65,9

erhielten die Tiere das getrocknete und gemahlene Blatt, das ohne besondere Schwierigkeiten gefressen wurde. Das Ergebnis der Ausnützungsversuche findet sich in Tabelle 7.

Die Ausnützungsversuche an Schweinen ergaben eine durchaus günstige Verdaulichkeit. Die Verdauungskoeffizienten für die organische Substanz liegen zwischen 73—83%, für das Rohprotein zwischen 60—77%. Dabei ergibt sich anscheinend eine Abhängigkeit vom Rohfasergehalt. Das Blumenkohlblatt mit dem höchsten Rohfasergehalt von über 15% zeigte eine geringere Verdaulichkeit als die anderen Blattarten mit dem niedrigeren Rohfasergehalt von nur 8%.

Vergleichswerte aus anderen Untersuchungen über die Verdaulichkeit derartiger Futterstoffe an Schweinen sind uns nicht bekannt geworden. Aber die hier festgestellten Werte stimmen etwa überein mit den Werten, wie wir sie bei der Untrsuchung von Wrukenblatt an Schweinen erhalten haben.

Es handelt sich bei den hier untersuchten Blattabfällen, die sich allerdings durch fleischige Beschaffenheit auszeichnen, um Futterstoffe von durchaus günstiger Verdaulichkeit, die somit zur Verbreiterung der Futterbasis in der Schweinehaltung herangezogen werden können. Dies läßt sich auch aus den günstigen Werten für die verdaulichen Nährstoffe erkennen. Für die Frischsubstanz ergeben sich dabei folgende Werte:

Gehalt an verdaulichen Nährstoffen (Schweine)

	Trock. Subst. %	verdaul. Rohprotein %	Gesamt-Nährstoff
Blumenkohlblatt	12,0	1,4	8,3
Wirsingkohlblatt	12,0	1,7	7,1
Rosenkohlblatt	12,0	2,0	7,8

Zum Abschluß der Versuche mit den Kohlabfällen sei erwähnt, daß auch ein *Ausnützungsversuch* mit Abfällen aus dem Weißkohlanbau *an Kaninchen* durchgeführt wurde, da im Kleingartenbau vielfach diese Abfälle ihre Verwendung im Kaninchenstall finden werden. Das Ergebnis dieses Versuches ist nachstehend zusammengestellt:

Ausnützungsversuche mit Weißkohlabfällen an Kaninchen

	Organ. Subst. %	Roh-protein %	Roh-fett %	Roh-faser %	N-freie Extrakt-stoffe %	Roh-asche %
Zusammensetzung in % . .	85,33	19,25	2,86	8,53	54,69	14,67
Verdauungskoeffizienten . .	97,4	96,3	90,5	95,6	98,4	

Bei allerdings recht günstiger Zusammensetzung des Kohlblattabfalles liegt die Verdaulichkeit mit über 90% für alle Nährstoffe außerordentlich hoch.

Bei einem Versuch mit Wrukenblatt, das man zum Vergleich heranziehen kann, wurden folgende Werte erhalten:

Ausnützungsversuche mit Wrukenblatt an Kaninchen

	Organ. Subst.	Roh-protein	Roh-fett	Roh-faser	N-freie Extrakt-stoffe	Roh-asche
Zusammensetzung in Trockensubstanz %	77,05	15,30	1,71	11,15	48,89	22,95
Verdauungskoeffizienten	88,0	79,1	69,4	80,0	93,3	

Auch hier sind bei etwas ungünstiger Zusammensetzung hohe Werte für die Verdaulichkeit erhalten worden, die nur wenig niedriger liegen als beim Weißkohlblatt. Wir werden also mit hoher Verdaulichkeit für das Weißkohlblatt bei den Kaninchen rechnen können.

Aus den Verdauungskoeffizienten ergeben sich folgende Werte für den Gehalt an verdaulichen Nährstoffen für das *Kaninchen:*

	In Trockensubstanz		In der Frischsubstanz		
	verdaul. Rohprotein	Gesamt-nährstoff	Trock. Subst.	verdaul. Rohprotein	Gesamt-Nährstoff
Weißkohlblattabfälle	18,5	86,5	12,0	2,2	10,4

In einigen von diesen Abfällen aus dem Kohlanbau ist auch der *Gehalt an Mineralstoffen* (Kalk, Phosphor und Kali) bestimmt worden. Es wurden hierbei folgende Werte erhalten:

Gehalt an Mineralstoffen
in der Trockensubstanz

	CaO %	P_2O_5 %	K_2O %
Weißkohlblatt	3,52	0,47	2,93
Rotkohlblatt	1,17	0,43	2,67
Rosenkohlblatt	3.83	1,03	4,13
„	0,87	0,48	2,51
Grünkohlblatt	2,11	1,16	3,22
„	0,77	0,51	3,36

Die Untersuchungen ergaben eine große Streubreite der Werte, so daß es notwendig erscheint, sie zu wiederholen. Immerhin läßt sich erkennen, daß der Gehalt an Kalk und Phosphorsäure als durchaus günstig zu bewerten ist.

II. Möhrenkraut

Es sind hier 5 Proben Kraut von Speisemöhren zur Untersuchung gekommen. Zwei davon waren Frühsorten (Karotten), die anderen späte. Außerdem sind 2 Proben Gärfutter aus Möhrenkraut untersucht worden. In den verschiedenen Proben wurden folgende Werte für die Zusammensetzung festgestellt:

Tabelle 8. *Möhrenkraut*
Zusammensetzung in % der Trockensubstanz

	geerntet	Organ. Subst. %	Roh-protein %	Roh-fett %	Roh-faser %	N-freie Extrakt-stoffe %	Roh-asche %	Sand %
Karotten	Juli	79,60	18,30	3,36	14,20	43,74	20,46	
„	Juni	77,85	15,13	2,95	18,00	41,77	22,15	5,92
Möhren	Sept.	79,30	19,60	3,70	16,00	40,00	20,70	
„	Oktober	82,07	10,13	1,80	15,75	54,39	17,93	
„	,,	77,46	16,10	2,05	15,10	44,21	22,54	7,50
„ (Gärfutter)	,,	79,48	12,21	2,16	17,41	47,70	20,52	
„ „	November	35,16	5,17	1,11	7,56	21.32	64,84	51,76
		(80,00*	11,77*	2,53*	17,20*	48,50*	20,00*)	

* umgerechnet auf einen Aschengehalt von 20 %

In Abhängigkeit von der Entwicklung und dem Vegetationszustand sind die Gehalte an den verschiedenen Nährstoffen im Möhrenkraut nicht unerheblich schwankend; dies gilt insbesondere für das Rohprotein, dessen Gehalt in Grenzen von 10—18% schwankt. Dies ist z. T. auch dadurch bedingt, daß das Kraut mehr oder minder stark mit Sand verunreinigt ist. Dies zeigt sich im starken Maße bei der einen Probe an eingesäuertem Möhrenkraut, bei dem ein Gehalt von über 50% Sand festgestellt worden ist. Dies Kraut ist somit sehr stark verschmutzt gewesen.

Im Mittel der hier untersuchten Proben von Speisemöhren ergaben sich folgende Werte für die Zusammensetzung in der Trocken- bzw. in der Frischsubstanz mit einem Trockensubstanzgehalt von 15%, der sich im Mittel bei diesen Untersuchungen ergeben hatte; die Werte der Gärfutterproben sind hierbei unberücksichtigt geblieben.

Zusammensetzung des Krauts von Speisemöhren (im Mittel)

	Trock. Subst. %	Organ. Subst. %	Roh-protein %	Roh-fett %	Roh-faser %	N-freie Extrakt-stoffe %	Asche %
in Frischsubstanz	15,00	11,9	2,4	0.4	2,4	6,7	3,1
in Trockensubstanz	100,0	79.2	15.8	2,2	15,8	44,8	20,8

Die hier sich ergebenden Mittelwerte stimmen gut mit den sonst vorliegenden Angaben, z. B. in den Futterwerttabellen der DLG, überein. Mit einem Gehalt von etwa 16% Rohprotein und gleichfalls etwa 16% Rohfaser ist die

Zusammensetzung des Möhrenkrauts für einen Futterstoff als durchaus günstig zu bewerten, so daß eine gute Ausnutzung zu erwarten ist.

Futtermöhren

Bei der Untersuchung von 2 Proben Kraut von Futtermöhren (Pferdemöhren, entnommen Anfang November) wurden folgende Werte für die Zusammensetzung erhalten:

In der Trockensubstanz

	Trock. Subst. %	Organ. Subst. %	Rohprotein %	Rohfett %	Rohfaser %	N-freie Extraktstoffe %	Rohasche %	Verdauungskoeffizienten für Rohprotein
Kraut von Futtermöhren 1	21,65	77,57	16,90	4,71	12,03	43,93	22,43	75,1
„ „ „ 2	24,24	80,00	14,36	2,85	14,52	48,27	20,00	75,0

Die Zusammensetzung weicht nicht wesentlich von der des Krauts der Speisemöhren ab; der Gehalt an Rohfaser scheint etwas niedriger zu liegen.

Wie aus der Tabelle 8 zu ersehen ist, ist auch *Gärfutter aus Möhrenkraut* zur Untersuchung gekommen. Die Einsäuerung des Möhrenkrauts läßt sich ohne Schwierigkeiten durchführen; ein Zusatz von Amasil ist jedoch zu empfehlen. Es kamen 2 Proben zur Einsäuerung. Bei Untersuchung der Gärfutter auf ihren Säuregehalt wurden folgende Werte erhalten:

	pH	Milchsäure %	Essigsäure %	Buttersäure %
Probe 1 . .	4,1	1,72	0,55	0
„ 2 . .	4,1	1,22	0,48	0

Die Werte zeigen, daß es sich selbst bei Probe 2, die sich durch hohen Schmutzgehalt auszeichnete, um ein Gärfutter von günstigem Säuregehalt handelt, so daß die Gärung normal verlaufen ist. Nur eine dünne Schicht an der Oberfläche von 3—5 cm Dicke mußte verworfen werden.

Mit 2 Proben von getrocknetem Möhrenkraut wie mit den beiden Gärfutterproben wurden *Ausnützungsversuche an Hammeln* durchgeführt. Die Ergebnisse sind in Tabelle 9 zusammengestellt.

Die Werte lassen deutlich die Zusammenhänge zwischen der Beschaffenheit und der Verdaulichkeit erkennen. Die stark verschmutzte Probe des Gärfutters mit ihrer insgesamt ungünstigen Beschaffenheit zeigte eine nicht unerheblich niedrigere Verdaulichkeit als die anderen Proben. Auch die Probe des Herbstkrauts mit einem Gehalt an Rohprotein von nur 10% in der Trokkensubstanz, der auf eine minderwertige Qualität hinweist, zeigte eine geringere Verdaulichkeit als die anderen Proben. Bei den übrigen Krautproben lag die Gesamtverdaulichkeit mit über 77% recht hoch, wobei sich insbesondere die Rohfaser und die N-freien Extraktstoffe als hochverdaulich erwiesen. Die Verdaulichkeit des Rohproteins lag demgegenüber etwas niedriger und blieb auch gegenüber den sonst angegebenen Werten (von ca. 80%) zurück.

Tabelle 9. *I. Ausnützungsversuche mit Möhrenkraut (getrocknet)*

	Organ. Subst.	Roh-protein	Roh-fett	Roh-faser	N-freie Extrakt-stoffe	Roh-asche	Sand
a) Zusammensetzung in % der Trockensubstanz							
Karotten	77,85	15,13	2,95	18,00	41,77	22,15	5,92
Möhren	82,07	10,13	1,80	15,75	54,39	17,93	
b) Verdauungskoeffizienten (Hammel)							
Karotten	77,4	70,0	66,4	77,9	82,8		
Möhren	71,2	48,0	39,0	59,3	80,0		

II. Ausnützungsversuche mit eingesäuertem Möhrenkraut

	Organ. Subst.	Roh-protein	Roh-fett	Roh-faser	N-freie Extrakt-stoffe	Roh-asche	Sand
a) Zusammensetzung in % der Trockensubstanz							
Möhrenkraut 1 eingesäuert Oktober . .	79,48	12,21	2,16	17.41	47,70	20,52	
Möhrenkraut 2 eingesäuert November . .	35,16	5,17	1,11	7,56	27,32	64,84	51,76
b) Verdauungskoeffizienten (Hammel)							
Möhrenkraut 1	77,7	56,6	70,3	84,8	80,7		
„ 2	63,8	53,5	55,0	88,0	58,3		

Schaltet man die Probe 2 vom eingesäuerten Möhrenkraut aus, so ergaben sich im Mittel folgende Verdauungskoeffizienten für das Möhrenkraut:

Organ. Subst.	Roh-protein	Roh-fett	Roh-faser	N-freie Extrakt-stoffe
75,4	58,2	58,6	74,0	81,2

Für den Gehalt an verdaulichen Nährstoffen in der Trockensubstanz haben sich folgende Werte ergeben, wobei mit einer Wertigkeit von 91% gerechnet wurde:

	verdauliches Rohprotein %	Stärke-wert %
Karottenkraut	10,6	55,9
Möhrenkraut	4,9	53,4
Möhrenkraut 1 (Gärfutter) . .	6,9	57,1
Möhrenkraut 2 (Gärfutter) . .	2,8	22,7

Bei Ausschaltung von Probe 2 des Gärfutterss lassen sich für den mittleren Gehalt an verdaulichen Nährstoffen folgende Werte errechnen:

In Trockensubstanz		In Frischsubstanz		
verdauliches Rohprotein %	Stärkewert %	Trock. Subst. %	verdauliches Rohprotein %	Stärkewert %
7,5	54,8	15,0	1,1	8,2

Es handelt sich somit auch beim *Möhrenkraut* um einen Futterstoff von durchaus günstigem Nährstoffgehalt, der bevorzugt im Rindviehstall zum Einsatz gelangen wird. Es wird am besten frisch verfüttert, wobei es jedoch nicht in zu hohen Mengen verabreicht werden soll.

In einigen Proben von Möhrenkraut wurde der *Gehalt an Mineralstoffen* bestimmt; es wurden hierbei folgende Werte festgestellt:

Gehalt an Mineralstoffen
(in der Trockensubstanz)

	CaO %	P_2O_5 %	K_2O %
Möhrenkraut 1	3,33	0,92	3,50
„ 2	1,42	0,51	4,64
„ 3	1,90	0,67	3,52

Auch hier ist der Gehalt an Mineralstoffen bei nicht unerheblichen Schwankungen als günstig anzusehen; dies gilt für alle der 3 bestimmten Mineralstoffe.

III. Abfälle aus dem Gemüseerbsenanbau

Bei den hier untersuchten Proben handelt es sich in erster Linie um Abfälle aus dem Pflückerbsenanbau. Es sind Proben von Pflückerbsenstroh (sofort geernetet nach dem Pflücken der grünen Schoten) sowie die entsprechenden Schoten (nach Auspalen der grünen Erbsen) von verschiedenen Sorten, die in erster Linie im *Gartenbau* zur Verwendung kommen, untersucht worden. Die Ergebnisse sind nachfolgend zusammengestellt (Tabelle 10).

Da es sich bei dem *Pflückerbsenstroh,* das im grünen Zustand anfällt, um ein relativ junges Material handelt, ist die Zusammensetzung, wie die Untersuchung ergibt, als eine verhältnismäßig günstige anzusehen. Der Gehalt an Rohprotein schwankt zwischen 7,5 und 12,5% und entspricht etwa damit dem von Klee. Der Gehalt an Rohfaser liegt zwischen 24—31% der Trokkensubstanz und ist damit wesentlich niedriger als bei sonstigen Stroharten. Einem höheren Rohproteingehalt entspricht dabei im allgemeinen ein niedrigerer Rohfasergehalt bzw. umgekehrt. Der z. T. hohe Gehalt an Rohasche ist wohl auf Verunreinigung durch Sand oder Erde zurückzuführen.

Tabelle 10. *Abfälle aus dem Gartenerbsenbau*
Zusammensetzung in der Trockensubstanz

	Trock. Subst. %	Organ. Subst. %	Roh-protein %	Roh-fett %	Roh-faser %	N-freie Extrakt-stoffe %	Roh-asche %
			Pflückerbsenstroh (grün)				
niedrige Markerbsen (Lincoln)	100	80,42	11,22	1,28	29,82	38,10	19,58
mittelhohe Markerbsen . .	100	81,94	11,28	3,97	23,96	42,73	18,06
hohe Markerbsen	100	87,63	7,51	2,73	30,53	46,86	12,37
hohe Schalerbsen	100	90,20	9,73	3,29	31,04	46,14	9,80
hohe Gartenerbsen (Maierbsen)	100	87,08	12,25	3,69	27,90	43,24	12,92
			Pflückerbsenschoten (grün)				
niedrige Markerbsen (Lincoln)	100	93,78	12,39	1.61	18,40	61,38	6,22
mittelhohe Markerbsen . .	100	94,05	13,15	3,27	15,82	61,81	5,95
hohe Markerbsen	100	93,79	11,22	0,57	18,77	63,23	6,21
hohe Schalerbsen	100	94,35	8,63	0,86	23,69	61,17	5,65
hohe Gartenerbsen (Maierbsen)	100	93,62	16,02	1,27	20,70	55,63	6,38

In den *Schoten* bzw. Hülsen liegt der Rohproteingehalt auf etwa der gleichen Höhe wie beim Stroh; er schwankt hier zwischen 8,6 und 16%. Der Gehalt an Rohfaser liegt demgegenüber deutlich niedriger als dort; er liegt hier zwischen 15,8—23,7%, wobei dem höchsten Wert der niedrigste Gehalt an Rohprotein entspricht. Andererseits liegen die Gehalte an N-freien Extraktstoffen mit über 60% in den meisten Proben relativ hoch.

Im Mittel der untersuchten Proben ergaben sich folgende Werte für die Zusammensetzung des Pflückerbsenstrohes bzw. der Schoten in der Trockensubstanz bzw. der Frischsubstanz (Tabelle 11).

Tabelle 11. *Abfälle von Gartenerbsen. Durchschnittliche Zusammensetzung*

	Trock. Subst. %	Organ. Subst. %	Roh-protein %	Roh-fett %	Roh-faser %	N-freie Extrakt-stoffe %	Roh-asche %
			In der Trockensubstanz				
Pflückerbsenstroh (grün) . .	100	85,5	10,4	3,0	28,7	43,1	14,5
Pflückerbsenschoten (grün) .	100	93,9	12,3	1,5	19,5	60,6	6,1
			In Frischsubstanz				
Pflückerbsenstroh (grün) . .	19,2	16,4	2,0	0,6	5,5	8,4	2,8
Pflückerbsenschoten (grün) .	14,0	13,2	1,7	0,2	2,7	8,6	0,8

Neben den Proben aus dem Gartenerbsenanbau kam eine Anzahl von Proben aus dem *feldmäßigen Anbau* aus landwirschaftlichen Betrieben zur Untersuchung. Dabei wurden einige Proben des Strohes erst im reifen Zustand geerntet. Es wurden folgende Werte für die Zusammensetzung erhalten (Tabelle 12).

Tabelle 12. *Abfälle aus dem Felderbsenanbau*

	Organ. Subst. %	Roh-protein %	Roh-fett %	Roh-faser %	N-freie Extrakt-stoffe %	Roh-asche %
	Zusammensetzung in der Trockensubstanz					
Pflückerbsenstroh 1 (grün) . . .	84,95	12,55	2,41	29,98	40,01	15,05
" 2 (") . . .	83,42	14,36	2,25	37,07	29,74	16,58
" 3a (") . . .	91,55	7,08	1,36	46,20	36,91	8,45
" 3b (reif) . . .	92,25	7,25	1,89	47,46	35,65	7,75
" 4a (grün) . . .	78,95	10,98	2,91	35,57	29,52	21,05
" 4b (reif) . . .	89,55	12,43	2,48	39,06	35,53	10,45
Erbsenschoten (grün)	95,52	16,48	2,81	23,64	49,59	7,48

Die Gehalte an Rohprotein liegen auf etwa der gleichen Höhe wie bei den vorher untersuchten Proben aus dem Gartenanbau. Jedoch liegt hier bei dem Felderbsenanbau der Gehalt an Rohfaser in dem Pflückerbsenstroh verschiedentlich beträchtlich höher. Dies wird abgesehen von der Sortenfrage damit zusammenhängen, daß beim Feldanbau das Abernten sich vielfach wesentlich länger hinzieht, weil unter Umständen 2—3 mal durchgepflückt wird und demzufolge das Material älter ist als bei dem Anbau im Garten. So sind hier Rohfasergehalte auch bei der Ernte im grünen Zustand von über 40% festgestellt worden.

Hingegen stellte sich die Zusammensetzung der hierbei anfallenden Schoten durchaus günstig. Der Gehalt an Rohprotein lag mit etwa 16% hoch. Die Zusammensetzung des im reifen Zustand geernteten Strohes hat sich gegenüber dem grün geernteten nur wenig geändert; der Gehalt an Rohfaser ist um ein geringes angestiegen.

Mit diesen Abfällen aus dem Felderbsenanbau sind *Ausnützungsversuche an Hammeln* durchgeführt worden. Die Aufnahme des verschiedenen Materials ging ohne Schwierigkeiten vor sich; die Versuche verliefen ohne Störung. Die Ergebnisse *) sind nachfolgend zusammengestellt (Tabelle 13).

Die *Verdaulichkeit des grünen Pflückerbsenstrohes* entspricht etwa der eines mittleren Wiesenheues. Dabei zeigt sich eine deutliche Abhängigkeit vom Rohfasergehalt. Probe 1 mit einem Rohfasergehalt von unter 30% zeigt eine günstige Verdaulichkeit von ca. 67% für die organische Substanz bzw. 70% für Rohprotein. Mit steigendem Rohfasergehalt geht die Gesamtverdaulichkeit bis auf etwa 59% zurück, während die Verdaulichkeit für das Rohprotein nur in geringem Umfang beeinflußt wird. Mit einem Wert von nahezu 70% liegt die Proteinverdaulichkeit durchaus günstig.

Die Verdaulichkeit des im reifen Zustand geernteten Pflückerbsenstrohes liegt deutlich niedriger als bei dem entsprechenden im grünen Zustand geernteten. Mit Verdauungskoeffizienten von im Mittel 55% liegt sie aber noch deutlich höher als bei sonstigen Stroharten. Demzufolge entspricht der Gehalt an verdaulichem Rohprotein wie an Stärkewert einem mittleren bzw. mäßigen Wiesenheu.

*) Die Zusammensetzung der verwendeten Materialien ergibt sich aus Tabelle 12.

Tabelle 13. *Verdauungskoeffizienten (Hammel)*

	Organ. Subst.	Roh-protein	Roh-fett	Roh-faser	N-freie Extrakt-stoffe	Verdaul. Nährstoffe	
						Rohprotein %	Stärke-wert
Pflückerbsenstroh 1 (grün) . .	66.8	70,5	43,5	58,9	72,9	8,8	39,8
„ 2 („) . .	61,1	68,3	25,6	57,1	65,3	9.8	29,5
„ 3a („) . .	58,9	71,7	60,9	52,0	65,2	5,1	26,8
„ 3b (reif) . .	55,4	51,7	57,9	58,1	52,3	6,7	24,4
„ 4a (grün) . .	60,9	68,4	60,1	52,2	68,1	7,5	28,8
„ 4b (reif) . .	55,0	66,4	37,2	45,0	63,1	8,3	26,9
im Mittel, grün	61,9	69,7	47,5	55,1	67,9	7,8	31,2
„ „ , reif	55,2	59,1	47,6	51,5	57,7	6,0	25,7
Erbsenschoten (grün)	78,5	82,8	83,1	53,1	88,9	13,65	66,9*

* Mit einem Rohfaserabzug von 0,29 errechnet, bei den Stroharten mit 0,58.

Als sehr günstig ist die *Verdaulichkeit der Erbsenschoten* (grün) zu bezeichnen; bei den meisten Nährstoffen (mit Ausnahme der Rohfaser) liegt sie über 80%. Demzufolge ist der Gehalt an verdaulichem Rohprotein (13,6%) wie auch an Stärkewert (66,9%) recht hoch, so daß wir es bei den Erbsenschoten mit einem recht wertvollen Futterstoff zu tun haben. Auch das Pflückerbsenstroh wird in der Milchviehfütterung gute Dienste leisten.

IV. Abfälle aus dem Gemüsebohnenanbau

Die Bedeutung der Abfälle aus dem Gemüsebohnenanbau tritt gegenüber der aus dem Gemüseerbsenanbau erheblich zurück, zumal auch die Schmackhaftigkeit etwas ungünstiger ist. Es kamen Abfälle aus dem Anbau der Buschbohnen und der Puffbohnen zur Untersuchung.

1. *Abfälle aus dem Buschbohnenanbau.*

Das Ergebnis der Untersuchungen ist nachfolgend zusammengestellt (Tabelle 14).

Die Zusammensetzung des grünen Buschbohnenkrauts (geerntet beim Pflükken der Buschbohnen) ist als günstig zu bezeichnen; der Rohfasergehalt liegt mit ca. 25% relativ niedrig. Hingegen ist der Rohfasergehalt des Strohes von Buschbohnen, die bis zur Reife gebracht wurden, auf nahezu die doppelte Höhe angestigen und erreicht hier mit 47% (in Trockensubstanz) recht hohe Werte; der Gehalt an Rohprotein hat sich demgegenüber kaum geändert. Die Schoten der Buschbohne (reif geerntet) zeichnen sich durch einen niedrigen Rohfasergehalt aus. Der Gehalt an Rohasche liegt bei allen Proben relativ hoch.

Zur Verfütterung mußten die Tiere allmählich an diese Abfälle gewöhnt werden; dann wurden sie im allgemeinen von den Hammeln ohne große Schwierigkeiten gefressen. Die Ergebnisse der Versuche finden sich in Tab. 14.

Die *Ausnützungsversuche* ergaben hiernach für alle 3 Produkte relativ günstige Werte. Die höchste Verdaulichkeit mit über 70% wurde bei den im reifen Zustand geernteten Schoten festgestellt. Aber selbst das reifgeerntete

Tabelle 14. *Abfälle aus dem Buschbohnenanbau.*
Zusammensetzung und Verdaulichkeit

	Organ. Subst.	Roh-protein	Roh-fett	Roh-faser	N-freie Extrakt-stoffe	Rohasche	
a) Zusammensetzung in % der Trockensubstanz							
Buschbohnenkraut, grün . .	88,49	11,84	1,99	24,55	50,11	11,51	
„ stroh (reif) . .	84,69	11,58	1,30	47,77	24,04	15,31	
„ schoten („) . .	90,71	5,35	0,92	9,08	75,36	9,29	
b) Verdauungskoeffizienten						Verdaul. Nährstoffe	
						Rohprotein %	Stärke-wert
Buschbohnenkraut, grün . .	71,4	72,1	38,1	51,3	82,4	8,5	49,2*
„ stroh (reif) . .	64,3	69,6	0	48,4	76,2	7,9	25,1*
„ schoten („) . .	73,3	33,3	0	10,9	86,0	1,8	64,9**

* mit einem Rohfaserabzug von 0,58 errechnet
** mit einem Rohfaserabzug von 0,29 errechnet

Buschbohnenkraut zeigt für ein Material mit etwa 48% Rohfaser eine relativ hohe Verdaulichkeit (64% für die organische Substanz und nahezu 70% für das Rohprotein); sie liegt nur wenig niedriger als die Verdaulichkeit des grün geernteten Buschbohnenkrauts. Der niedrige Gehalt an Stärkewert erklärt sich aus dem hohen Wertigkeitsabzug für die Rohfaser.

2. *Abfälle aus dem Puffbohnenanbau.*

Die Ergebnisse der Untersuchungen von den jeweils grün geernteten Proben finden sich in Tabelle 15.

Tabelle 15. *Abfälle aus dem Puffbohnenanbau*
Zusammensetzung und Verdaulichkeit

	Organ. Subst.	Roh-protein	Roh-fett	Roh-faser	N-freie Extrakt-stoffe	Rohasche	
a) Zusammensetzung in % der Trockensubstanz							
Puffbohnenstroh, grün geerntet	88,16	12,81	0,96	32,21	42,95	11,04	
Puffbohnenhülsen, grün . .	92,51	23,88	0,85	14,78	53,08	7,49	
b) Verdauungskoeffizienten						Verdaul. Nährstoffe	
						Rohprotein %	Stärke-wert
Puffbohnenstroh, grün geerntet	64,3	69,6	0	48,4	76,2	8,9	36,1*
Puffbohnenhülsen, grün . .	86,1	75,8	0	89,1	91,5	18,0	74,4**

* mit einem Rohfaserabzug von 0,58 errechnet
** mit einem Rohfaserabzug von 0,29 errechnet

Bei einem mittleren Proteingehalt von über 12% liegt der Gehalt an Rohfaser mit über 32% im Puffbohnenstroh deutlich ungünstiger als bei den Buschbohnen. Demzufolge ist auch hier die Verdaulichkeit mit 64% etwas niedriger, sie entspricht aber noch der eines mittleren bis guten Wiesenheues. Die grünen, fleischigen Hülsen der Puffbohnen, die sich im übrigen nur schwer trocknen ließen, so daß sie am besten grün verabreicht werden, zeichnen sich durch einen hohen Gehalt an Rohprotein (über 23%) aus. Der Gehalt an Rohfaser liegt etwas höher als bei den reifen Buschbohnenschoten. Die Verdaulichkeit der Puffbohnenhülsen ist mit über 80% sehr hoch; dies bezieht sich im besonderen Maße auf die Rohfaser bzw. die N-freien Extraktstoffe. Der Gehalt an verdaulichen Nährstoffen liegt demgemäß bei den Hülsen hoch. Beim grün geernteten Stroh entspricht er dem eines guten Wiesenheues.

Auf Frischsubstanz bezogen ergeben sich folgende Werte für den Gehalt an verdaulichen Nährstoffen (Tabelle 16).

Tabelle 16. *Gehalt an verdaulichen Nährstoffen*

	Trock. Subst. %	verdaul. Rohprotein %	Stärkewert
Buschbohnenkraut, grün	30,0	2,6	14,8
„ stroh, reif	80,0	6,3	20,1
„ schoten, reif	80,0	1,4	51,9
Puffbohnenstroh, grün geerntet . .	25,0	2,2	9,0
Puffbohnenhülsen, grün	12,5	2,3	9,3

Man wird diese Abfälle aus dem Gemüsebohnenanbau bevorzugt im Rindviehstall, das reife Buschbohnenstroh mehr im Hammelstall zum Einsatz bringen. Bei der hohen Verdaulichkeit der Puffbohnenhülsen (grün) wird man auch an eine Verwendung im Schweinestall denken können.

Zusammenfassung

Es ist eine größere Anzahl Proben von Abfällen aus dem Gemüsebau zur Untersuchung auf ihre Zusammensetzung gekommen. Eine Reihe von ihnen wurde in Ausnützungsversuchen an Hammeln, z. T. auch an Schweinen und Kaninchen auf ihre Verdaulichkeit geprüft. Zur Untersuchung kamen Abfälle

1. aus dem Kohlanbau
2. aus dem Möhrenanbau
3. aus dem Gemüseerbsenanbau
4. aus demGemüsebohnenanbau.

Da es sich bei diesen Materialien nicht so sehr um Ernterückstände, als vielmehr um Abfälle handelt, die aus diesem oder jenem Grunde nicht für den menschlichen Verzehr geeignet sind, so sind vielfach recht günstige Werte für die Zusammensetzung und Verdaulichkeit erhalten worden. Der

Gehalt an Mineralstoffen liegt gleichfalls im allgemeinen günstig. Man wird daher diesen Abfallstoffen aus dem Gemüsebau für die praktische Fütterung durchaus Beachtung schenken müssen.

Schrifttum

1 Arbeiten der DLG Bd. 17. Futterwerttabellen d. DLG 1952.
2 K. NEHRING: Der Nährstoffgehalt verschiedener Futterstoffe aus dem Gemüsebau. Dtsch. Landw. Presse 69. Nr. 45, 1942.
3 K. NEHRING u. W. SCHRAMM: Über den Futterwert von künstlich getrocknetem Grünfutter. Arch. f. Tierernährung 1. 1. 1950.
4 K. RICHTER u. K. H. BAENSCH: Der Futterwert künstl. getrockneter Kohlabfälle. Forschungsdienst 17. 471. 1944.
5 M. VON SCHLEINITZ: Über die Zusammensetzung von Gemüse und Gemüseabfällen. Landw. Jahrb. 52. 131. 1919.

Aus dem Institut für Tierzucht und Tierfütterung der Universität Bonn
(Direktor: Prof. Dr. ROTHES)

H. W. SCHARPENSEEL

DIE VITAMINGEHALTE DER RAUHFUTTERMITTEL (LUZERNE-, ROTKLEE- UND WIESENHEU) IN ABHÄNGIGKEIT VON WERBUNGSART, MINERALSTOFFAUFNAHME UND WITTERUNG WÄHREND DES TROCKNENS*

Die ernährungsphysiologischen Erkenntnisse der letzten zwei Jahrzehnte lassen keinen Zweifel über die außerordentlich wichtige Rolle, die die Vitamine gerade im Organismus unserer auf Leistung und Produktion hin hochgezüchteten landwirtschaftlichen Nutztiere spielen. Demgemäß bemühte sich die Industrie auch schon früh und mit bestem Erfolg um die Herstellung hochwertiger natürlicher und synthetischer Vitaminpräparate (Vogan, Vigantol, Evion u. a.), mit deren Hilfe Mangelkrankheiten durch Stoßtherapie geheilt, oder bei prophylaktischer Anwendung vermieden werden können.

Diese an sich beruhigende Tatsache enthebt uns jedoch keinesfalls der Notwendigkeit, unsere Futtermittel selbst auf ihre Vitamingehalte hin zu untersuchen und zu ermitteln, durch welche Pflege- und Düngungsmaßnahmen, Werbungs- und Lagerungsmethoden ihre natürlichen Vitaminvorräte gesteigert und erhalten werden können.

Besonders die Frage des Einflusses der mineralischen Düngung auf den Vitamingehalt von Futter- und Gemüsepflanzen war schon vielfach Gegenstand umfangreicher Vegetationsversuche, die eine eindeutige Beziehung zwischen der verabreichten Mineraldüngung und dem Vitamingehalt des Erntegutes erkennen ließen.

Zunächst waren es wohl die Arbeiten von SCHEUNERT [19] und Mitarbeitern, die in zahlreichen Tierversuchen die Vitamingehalte der deutschen Nahrungsmittel feststellten und durch variierte organische und anorganische Düngung die Beziehungen zwischen Düngung und Vitaminbildung erkannten. Beim Carotin zeigten sich hohe Zunahmen, sowohl im Gehalt wie auch Gesamtertrag bei verstärkter Düngung. Vitamin B reagierte nur schwach bezüglich des %-Gehaltes, zeigte aber unter dem Einfluß der Düngung ebenfalls höhere Gesamterträge.

Auch der Vitamin-C-Gehalt läßt sich nach Untersuchungen von HAHN und GÖRBING [5], OTT [10], sowie PFAFF und PFÜTZER [11] durch Düngungsmaßnahmen nur unwesentlich steigern, erreicht aber sein Optimum bei harmonischer, N-reicher Volldüngung. THOMAS und MOON [24] bestätigten ebenfalls den hohen Anstieg des Carotingehaltes in Gräsern nach Verabreichung einer Ammonsulfatdüngung.

* Dem Ministerium für Ernährung, Landwirtschaft und Forsten des Landes Nordrhein-Westfalen sei an dieser Stelle herzlich gedankt für die zur Verfügung gestellten Mittel.

Umfangreiches Material über den Einfluß der mineralischen Düngung auf den Vitamingehalt von Futter- und Gemüsepflanzen findet sich dann noch in den Veröffentlichungen der Versuchsanstalt Limburgerhof [11-16]. Es zeigte sich hier außer der schon erwähnten Beziehung zwischen N-Düngung und Carotingehalt auch eine starke Erhöhung des Vitamin B_1-Gehaltes von Getreidekörnern als Folge gesteigerter N-Ernährung [16].

PFÜTZER, PFAFF und ROTH [15] gelang es, überhaupt eine Fülle von Einwirkungen verschiedenster Mineralstoffe auf die Vitaminbildung nachzuweisen. N, P, K, Ca, Mg, Cu, sie alle zeigen anregende Effekte auf die verschiedensten Vitaminbildungsprozesse.

Auch durch Mn-Gaben ließ sich eine deutliche Steigerung des Carotingehaltes von Spinat [17] und des Vitamin-C-Gehaltes von schwarzen Johannisbeeren und Tomaten auf Mn-armen Böden nachweisen [3].

Wir beschränkten uns im Rahmen unserer Untersuchungen auf die Bestimmung der *Vitamine A* (Carotin als pflanzliches Provitamin), *B_1, B_2 und C.* Da das Vitamin A selbst eigentlich nur mit geringfügigen Mengen in Handelsfuttermitteln, denen tierische Bestandteile beigemischt wurden, oder in der Milch zur Verfütterung gelangt, stützt sich die Vitamin-A-Versorgung in der Tierernährung weitgehend auf das β-Carotin. Diese pflanzliche Vorstufe des Vitamin A wird im Darm und in der Leber in zwei Moleküle Vitamin A umgewandelt. Der Bedarf an Vitamin A wird daher meist als adäquate Menge Carotin ausgedrückt, wobei eine I. E. Vitamin A = 0,344 γ-Axerophtholacetat in der Wirkung 0,6 γ β-Carotin entsprechen.

Als Tagesration für ein hochtragendes Rind geben KIRSCH und SPLITTGERBER [8] etwa 100 mg Carotin an, SCHEUNERT [7] hält das 5—10fache des nach amerikanischen Versuchen je 100 kg Lebendgewicht mit 2,6—3,3 mg β-Carotin angegebenen Minimalbedarfes für angemessen. Trotz des hohen Speichervermögens von Leber und Fettgewebe für Vitamin A und Carotin [20] steht doch fest, daß unsere Wiederkäuer während der Winterfütterungsperiode oft erheblich an Vitamin-A-Mangel leiden, von Mastschweinen und Geflügel, wegen des geringen Anteils grüner Pflanzen an ihrer Nahrung, ganz abgesehen.

Es scheint deshalb durchaus gerechtfertigt, der Frage nachzugehen, in welchem Maße die verschiedenen Methoden der Heugewinnung geeignet sind, einen möglichst hohen Anteil des Carotins der grünen Pflanze dem Dürrheu für die Winterfütterung zu erhalten.

Gegenüber den Vitaminen der B-Gruppe sind die Wiederkäuer durch ihre Fähigkeit der Eigensynthese über die Pansenmikroflora autark. Pferd und Schwein vermögen zumindest einen Teil ihres Bedarfes im eigenen Verdauungstraktus aufzubauen. Akute Mangelerscheinungen sind deshalb fast ausschließlich beim Geflügel zu beobachten.

Mit dem Vitamin C verhält es sich ähnlich. Es wird ebenfalls im Körper unserer Nutztiere neu gebildet, wobei dieser Aufbauprozeß von einer genügend hohen Carotinzufuhr abhängig zu sein scheint [8].

Die für die Tierernährung ungemein wichtigen Vitamine D_2 und D_3 konnten in unser Versuchsprogramm leider nicht mit einbezogen werden, da Vitamin D_3 bekanntlich unter dem Einfluß des Sonnenlichts im Tierkörper selbst aktiviert wird, und das im sonnengetrockneten Heu gebildete Vitamin D_2 bisher in exakter Weise nur durch den curativen Rattentest bestimmbar ist, der für Reihenuntersuchungen in der vorliegenden Art kaum in Betracht kommt.

Da das Vitamin E in allen natürlichen Futtermitteln sehr reichlich vorhanden ist und über seinen Bedarf in der Literatur kaum genaue Angaben vorliegen, verzichteten wir darauf, unsere Proben auch auf ihren Vitamin-E-Gehalt hin zu untersuchen. —

Versuchsplan:

Hauptzweck der Arbeit soll es sein, an verschiedenartig gewonnenen *Luzerne-, Klee- und Grasheuproben* die *Vitaminverluste während der Werbung* festzustellen. Zu diesem Zweck wurden, wie HARTFIEL [6] es bereits beschreibt, in mehreren Betrieben Luzerne-, Klee- und Grasproben vor und während der Blüte auf verschiedene Art geworben, von dem gleichen Probenehmer auf schnellstem Wege ins Labor geschafft, getrocknet, gemahlen, zum Schutze gegen Licht und Luft in braune Flaschen gefüllt und möglichst bald untersucht.

Wir wählten Betriebe aus bodenkundlich und klimatisch recht unterschiedlichen Lagen:

Betrieb F: Rheinhöhe, Braunerde mit z. Tl. schwacher Lößbedeckung,
Betrieb B: Rheinterrasse, Ca-armer Löß,
Betrieb D: Vulkaneifel, Basaltverwitterungsböden und Unterdevon,
Betrieb G: Erfft (Niederrhein), sehr guter Löß,
Betrieb E: Neandertal, Hanglagen, Lößdecke.

Von den Luzerne- und Kleeflächen wurden der erste und der zweite Schnitt, von den Wiesen nur der erste Schnitt ausgewertet.

Jeder Schnitt ergab dabei 7 verschiedene Proben:

1. Vor der Blüte künstlich getrocknet (55° Trockenschrank)
2. In der Blüte künstlich getrocknet (55° Trockenschrank)
3. „ „ „ Bodentrocknung
4. „ „ „ Schwedenreuter Innenprobe
5. „ „ „ Schwedenreuter Außenprobe
6. „ „ „ Dreibockreuter Innenprobe
7. „ „ „ Dreibockreuter Außenprobe.

Von den Wiesen wurde eine grobe botanische Analyse angefertigt. Für die Proben 3—7 ermittelten wir die Niederschlagsmengen während ihrer Trocknung am Boden oder auf dem Reuter.

Um eventuelle Beziehungen zwischen den Vitamingehalten und dem Standort der Pflanze, oder ihrer Mineralstoffaufnahme erkennen zu können, wurden außer dem Carotin-, Vitamin B_1-, -B_2- und -C-Gehalt der Proben ihr N-, P-, K- und Mn-Gehalt ermittelt und der Humusanteil, pH-Wert, H_2O, sowie die Laktatwerte des Bodens festgelegt.

Wenn die Vitamingehalte außer in mg auch in Internationalen Einheiten ausgedrückt werden, um die immer noch vorherrschende Nomenklatur zu verwenden, so ist das in Bezug auf die wasserlöslichen Vitamine, bei denen man mit einer fast 100%igen Ausnutzung im Darmkanal rechnen kann, noch weitgehend vertretbar. Da die Resorption des fettlöslichen Vitamins A, oder Carotins jedoch wesentlich geringer ist, können die aus mg Carotin errechneten I. E. hier nur als vergleichbare Zahlengrößen gewertet werden, da die Convertierbarkeit von 0,6 γ in eine I. E. ja strenggenommen nur ein sich im Tierversuch ergebendes Wirkungsgleichgewicht darstellt.

Die *Abhängigkeit der Vitamingehalte vom Trocknungsverfahren* des Heues wurde wohl erstmalig von STAMMLER [23] für das Vitamin C untersucht.

Inzwischen ist es allgemein bekannt geworden, welch hervorragende Konservierungsmöglichkeit für Vitamine uns namentlich durch die künstliche Trocknung hochwertiger Grünfuttermittel gegeben ist. Daß aber auch dieses Verfahren kein Allheilmittel darstellt, erhellt schon aus der Tatsache, daß künstlich getrocknete Grünmehle völlig Vitamin-D_2-frei sind. Die Belange der praktischen Fütterung erfordern also nach wie vor ein natürlich geworbenes Heu, dem ein möglichst hoher Anteil seiner Vitamine auch über den Trocknungsprozeß hinaus verblieben ist.

Bei den analytischen Arbeiten beschritten wir folgenden Weg:

Zunächst wurden die beiden oxydationsempfindlichen Vitamine Carotin und l-Ascorbinsäure bestimmt. Zur Extraktion des Carotins wählten wir die Methode EDISBURY [2], die eine recht gute Übereinstimmung mit dem bekannten Verfahren nach KUHN und BROCKMANN [9] zeigte. Die Messung wurde im Spektralphotometer vorgenommen.

Die Vitamin-C-Bestimmung geschah nach dem Standardverfahren von J. TILLMANS [25], wobei wir in Abänderung lediglich die 2,6-Dichlorphenolindophenollösung im Überschuß zusetzten und mit n/200 Mohrscher Lösung zurücktitrierten.

Vitamin B_1 wurde untersucht nach der Methode von H. ROTH [18]. Ein vorausgehender Fermentaufschluß zur Spaltung des gebundenen Aneurins erwies sich als nicht notwendig. Nach Untersuchungen von H. ROTH [18] treten etwa im Pflanzenmaterial vorhandene, geringe Mengen an Cocarboxylase nach ihrer Dephosphorylierung nicht störend als Aneurin in Erscheinung.

Den Vitamin-B_2-Gehalt unserer Proben bestimmten wir durch Fluoreszenzmessung nach SCOTT, HILL, NORRIS und HEUSER [21]. Neben der Oxydation der störenden Farbstoffe durch 4%ige $KMnO_4$-Lösung wurde die Untersuchungslösung noch einer chromatographischen Adsorption an Al_2O_3 unterworfen.

Für die Mineralstoffuntersuchungen wählten wir die üblichen Verfahren; als Manganmethode wurde die kolorimetrische Bestimmung nach ALTEN und WEILAND [1] benutzt.

Ergebnisse:

Zur Charakterisierung des Standortes unserer Proben mögen die in Tabelle 1 folgenden Angaben dienen (gemessen nach dem ersten Schnitt). Probentiefe = 0 — 10 cm.

Tabelle 1

Betrieb	Schlag	Skelett-anteil d. Bodens in %	Humus-anteil (Glüh-verlust)	pH_{H_2O}	Laktatwerte P_2O_5	Laktatwerte K_2O	Grobe botanische Charakterisierung
F	Luzerne XIV	0,7	3,6	5,4	20,7	29,3	* Rotschwingel, Dt. Weidelgr. Wiesenschwingel, Wiesenrispe mit je 15—20 %. Weißklee u. Kräuter etwa 5 %.
	Luzerne I	9,6	4,2	6,4	31,7	43,0	
	Rotklee	46,4	6,5	5,4	33,5	52,0	
	Koppel 7 *	9,0	7,0	5,4	29,0	31,3	
	Weide am Wald	2,9	8,8	6,7	40,0	56,0	sehr gute Mähweide, botanische Analyse leider nicht durchgeführt.
B	Weide	3,0	6,8	6,6	25,6	34,0	meist Knaul- u. Dt. Weidelgr. weniger Lieschgr. 5—10 % Weißklee, 5—10 % Kräuter, vorwiegend Löwenzahn.
D	Luzerne	37,3	8,1	5,8	2,2	26,5	* Knaulgras, Glatthafer, Dt. Weidelgras, etwas Wiesenschwingel u. Ruchgras. 10 bis 15 % Wiesenrotklee, 5—10% Kräuter
	Rotklee	37,2	6,2	6,2	4,2	30,6	
	Mähwiese *	0,9	9,7	5,7	7,9	27,5	
G	Luzerne	2,3	4,2	6,4	30,5	52,7	* Landsberger Gemenge: 40 kg Welsches Weidelgras, 15 kg Inkarnatklee, 10 kg Zottelwicke.
	Rotklee	1,4	4,1	6,3	15,8	20,0	
	Landsberger Gemenge *	1,6	3,6	6,2	12,3	49,0	
E	Luzerne	12,4	4,1	6,4	10,25	10,5	* Obstwiese am sanften Hang, Glatthaferwiese mit wolligem Honiggras als Ungras, etwa 15 % Weißklee, etwa 10 % Kräuter
	Rotklee	1,9	4,3	6,2	8,0	12,5	
	Mähwiese *	6,1	6,1	5,5	11,9	22,7	

1. *Einfluß der Werbungsart:*

Tabelle 2 enthält die Durchschnittswerte an Vitaminen und Mineralstoffen, die sich bei den verschiedenen Pflanzen, Schnitten und Werbungsarten im Mittel der oben aufgeführten Versuchsparzellen ergeben. Die absoluten Gehaltszahlen zeigen durchweg einen Anstieg der Werte des zweiten Schnittes gegenüber dem ersten.

Die mit „vor der Blüte" bezeichneten Proben wurden streng genommen zu Beginn der Blüte gezogen. Zwischen „vor der Blüte" und „in der Blüte" liegt ein zeitlicher Unterschied von etwa 10—14 Tagen, so daß beide Termine der Probenahme innerhalb der aus wirtschaftlichen Gründen üblichen Schnittzeit liegen. Von den 5 vorliegenden Schnitten (2 × Luzerne, 2 × Klee und 1 × Gras) ergeben sich bei 4 untersuchten Vitaminen 20 Vergleichsmöglichkeiten zwischen den Werten der Proben „vor der Blüte" und „in der Blüte". Dabei liegen die Durchschnittswerte der Proben „vor der Blüte" in 15 Fällen über denen „in der Blüte" und in 5 Fällen darunter.

Anschaulicher als die absoluten Gehalte sind die Relativwerte, bei denen die künstlich getrocknete Probe „in der Blüte" immer gleich 100 gesetzt wurde. Beim Carotin ergaben sich durch die verschiedenartige Werbung Gehaltsunterschiede zwischen 123 und 3,2, beim Vitamin B_1 zwischen 109,9 und 43,3. Die Vitamin-B_2-Werte lagen dichter beieinander, nämlich zwischen 103,8 und 75,7, während Vitamin C wiederum ein Intervall von 134,2 bis herunter auf 21,8 zeigt.

Tabelle 3 und Abb. 1 geben eine Zusammenstellung der Relativgehalte im Mittel aller untersuchten Pflanzen und Schnitte. Bei den Reuterproben steht als Ausdruck hinter der Klammer der Durchschnittsgehalt des ganzen Reuters. Er wurde aus der Innen- und Außenprobe errechnet unter Beibehaltung

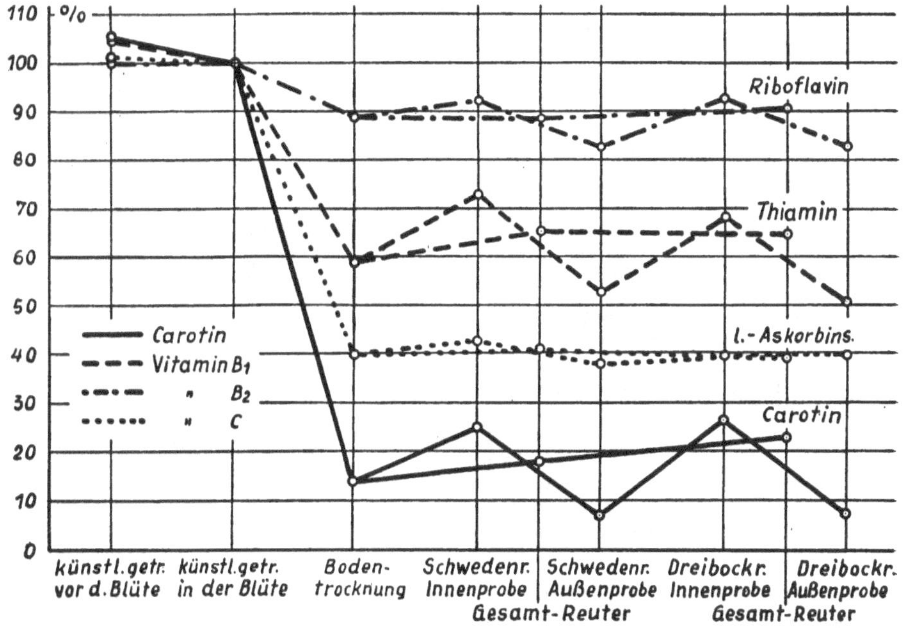

Abb. 1.

des von HARTFIEL [6] geschilderten Modells, wo als Dicke der minderwertigen Außenschicht 8 cm angenommen wird, was nach Ansicht des Verfassers schon reichlich ist. Nach HARTFIEL's Berechnung entfallen dann auf die Außenproben 18,9% des Dreibockreuter- und 37,9% des Schwedenreutervolumens.

Beim Carotin, das uns aus eingangs geschilderten Gründen am meisten interessiert, sind die Werbungsverluste besonders hoch. Am schlechtesten schneiden erwartungsgemäß die Reuteraußenproben ab, die gegenüber den künstlich getrockneten Proben nur noch etwa 7,5% von deren Carotingehalt besitzen. Die am Boden getrockneten Proben sind demgegenüber mit 14% schon erheblich besser gestellt. Die Reuterinnenproben enthalten mit rund 25 und 26,5% wenigstens noch 1/4 des Carotins der künstlich getrockneten Pflanzenmasse. Der etwas niedrigere Wert der Schwedenreuterinnenprobe gegenüber der des Dreibockreuters darf vielleicht auf die stärkere Durchlüftung und Oxydationsgefahr im Schwedenreuter zurückgeführt werden. Auch

Tabelle 2

Frucht	Schnitt	Werbungsart	In 100 g Trockensubstanz					
			Carotin mg/100 g	I. E.	% geg. k. getr.	Vit. B_1 γ/100 g	I E.	% geg. k. getr.
Luzerne	1. v. d. Blüte	künstl. getr.	16,37	27 283	123,3	447	149	101,5
Luzerne	1. i. d. Blüte	künstl. getr.	13,28	22 137	*100*	441	147	*100*
"	"	Bodentrockn.	1,55	2 584	11,7	268	89	60,8
"	"	Schw. R. innen	2,58	4 301	19,4	337	112	76,4
"	"	Schw. R. außen	0,44	733	3,3	254	84	57,6
"	"	Drb. R. innen	2,43	4 051	18,3	301	100	68,3
"	"	Drb. R. außen	0,71	1 183	5,3	256	85	58,0
Luzerne	2. v. d. Blüte	künstl. getr.	17,52	29 206	98,8	490	163	104,0
Luzerne	2. i. d. Blüte	künstl. getr.	17,75	29 589	*100*	471	157	*100*
"	"	Bodentrockn.	3,50	5 834	19,7	281	94	59,7
"	"	Schw. R. innen	4,86	8 102	27,4	339	113	72,0
"	"	Schw. R. außen	0,88	1 467	4,9	288	96	61,1
"	"	Drb. R. innen	5,76	9 452	32,4	332	111	70,5
"	"	Drb. R. außen	1,78	2 967	10,0	252	84	53,5
Rotklee	1. v. d. Blüte	künstl. getr.	17,66	29 439	103,2	424	141	104,4
Rotklee	1. i. d. Blüte	künstl. getr.	17,11	28 522	*100*	406	135	*100*
"	"	Bodentrockn.	1,44	2 400	8,4	268	89	66,0
"	"	Schw. R. innen	2,49	4 151	14,6	303	101	74,6
"	"	Schw. R. außen	1,26	2 100	7,3	211	70	52,0
"	"	Drb. R. innen	3,54	5 901	20,7	270	90	66,5
"	"	Drb. R. außen	1,11	1 850	6,5	196	65	48,3
Rotklee	2. v. d. Blüte	künstl. getr.	18,59	30 989	100,9	496	165	103,1
Rotklee	2. i. d. Blüte	künstl. getr.	18,43	30 723	*100*	481	160	*100*
"	"	Bodentrockn.	1,69	2 817	9,2	270	90	56,1
"	"	Schw. R. innen	4,40	7 335	23,9	357	119	74,2
"	"	Schw. R. außen	1,04	1 734	5,6	235	78	48,9
"	"	Drb. R. innen	3,91	6 518	21,2	334	111	69,4
"	"	Drb. R. außen	0,59	983	3,2	251	83	52,1
Grasheu	1. v. d. Blüte	künstl. getr.	11,90	19 837	100,5	320	107	109,9
Grasheu	1. i. d. Blüte	künstl. getr.	11,85	19 754	*100*	291	97	*100*
"	"	Bodentrockn.	2,57	4 284	21,7	155	51	53,3
"	"	Schw. R. innen	4,64	4 735	39,2	200	67	68,7
"	"	Schw. R. außen	1,87	3 117	15,7	133	44	45,7
"	"	Drb. R. innen	4,66	7 768	39,3	196	65	67,4
"	"	Drb. R. außen	1,53	2 550	12,9	126	42	43,3

Tabelle 2 (Fortsetzung)

sind enthalten: (∅ der Vergleichsbetriebe)

Vit. B_2 γ/100 g	I. E.	% geg. k. getr.	Vit. C mg/100 g	I. E.	% geg. k. getr.	N %	P %	K %	Mn mg/%
1484	nicht festgel.	101,9	43,65	873	134,2	3,29	0,31	2,98	5,88
1456		*100*	32,52	650	*100*	2,69	0,28	2,48	6,12
1220		83,8	9,66	193	29,7	2,24	0,28	2,39	4,80
1267		87,0	7,58	152	23,3	2,49	0.28	2,47	5,20
1152		79,1	8,86	177	27,2	2,16	0,22	1,84	4,40
1306		89,7	7,09	142	21,8	2,45	0,25	2,17	5,08
1143		78,5	7,76	155	23,8	2,18	0,22	1,73	3,90
1501		97,2	38,44	769	102,2	3,80	0,33	3,28	8,05
1545		*100*	37,61	752	*100*	3,08	0,30	2,88	7,90
1414		91,5	14,21	284	37,8	2,35	0,28	2,00	6,80
1460		94,5	14,31	286	38,1	2,75	0,31	3,18	7,35
1398		90,5	9,13	183	24,3	2,52	0,29	2,67	6,10
1449		93,8	19,04	381	50,6	2,81	0,30	2,90	7,25
1335		86,4	15,60	312	41,5	2,45	0,27	2,50	6,66
1627		100,9	21,01	420	85,7	3,41	0,29	4,04	9,05
1612		*100*	24,54	490	*100*	2,78	0,24	3,10	9,00
1446		89,7	9,85	197	40,1	2,37	0,21	2,40	7,33
1549		96,1	8,03	161	32,7	2,46	0,22	2,52	8,40
1375		85,3	9,69	193	39,5	2,34	0,20	1,91	6,70
1558		96,6	7,37	147	30,3	2,36	0,21	2,60	7,50
1395		86,5	8,01	160	32,6	2,17	0,20	2,09	5,83
1739		103,8	28,34	567	106,2	3,26	0,30	3,72	6,45
1675		*100*	26,69	533	*100*	2,94	0,28	3,07	6,03
1525		91,0	11,56	231	43,3	2,45	0,25	2,74	5,93
1505		89,9	16,33	326	61,2	2,56	0,25	2,91	6,13
1318		78,7	10,30	206	38,6	2,53	0,23	2,11	5,50
1485		88,7	13,62	272	51,0	2,49	0,26	2,87	6,00
1268		75,7	14,71	294	55,1	2,43	0,24	2,24	5,20
1168		96,8	17,11	342	78,5	2,04	0,33	3,90	10,23
1220		*100*	22,38	447	*100*	1,75	0,28	3,43	9,02
1083		88,8	10,83	217	48,4	1,63	0,28	3,20	8,43
1169		95,8	12,76	255	57,0	1,69	0,29	3,34	8,30
998		81,8	13,53	270	60,4	1,63	0,28	2,66	8,00
1169		95,8	10,20	204	45,6	1,68	0,29	3,34	8,45
1065		87,3	10,56	210	47,2	1,64	0,27	2,75	8,28

die Relativgehalte der gesamten Reuterwerbung liegen noch erheblich über denen der Bodentrocknung; der Dreibockreuter schneidet hier gegenüber dem Schwedenreuter wegen seines geringeren Außenanteils wesentlich besser ab.

Aus Tabelle 2 ist ersichtlich, daß vor allem das Wiesenheu, welches in der Praxis verhältnismäßig selten gereutert wird, durch die Reuterwerbung einen besonders hohen Anteil seines Carotins behält, eine Erscheinung, die neben dem Carotin auch beim Vitamin C gegenüber den Relativwerten von Klee und Luzerne auffällt.

Da diese Eigenart nur bei den beiden sehr sauerstoff- und hitzeempfindlichen Vitaminen zu beobachten ist, könnte man sie vielleicht auf die besonders dichte Lagerung, schlechte Durchlüftung und relativ kleinere Gesamtoberfläche, sowie den meist geringeren Wassergehalt und die demnach schwächere Erhitzung des Grasheues gegenüber dem Leguminosenheu zurückführen.

Bei den B-Vitaminen zeigt sich in Tabelle 3 das gleiche Bild wie beim Carotin, wenn die Verluste auch wesentlich geringer sind. Auch hier liegen hinter den künstlich getrockneten- die Reuterinnenproben vor den Boden- und Reuteraußenproben. Wiederum sind auch die Gehalte des Gesamtreuters denen der Bodenproben leicht überlegen. Zwischen Schweden- und Dreibockreuter bestehen nur geringe Unterschiede.

Tabelle 3

Werbungsart	Relativgehalte im Mittel aller Pflanzen und Schnitte			
	Carotin	Aneurin	Riboflavin	Ascorbinsäure
künstlich getrocknet vor der Blüte	105,3	104,6	100,1	101,4
künstlich getrocknet in der Blüte	*100*	*100*	*100*	*100*
Bodentrocknung	14,1	59,2	88,8	39,8
Schwedenreuter Innenprobe	24,9 } 18,2	73,2 } 65,6	92,7 } 89,1	42,5 } 40,8
Schwedenreuter Außenprobe	7,3	53,1	83,1	38,0
Dreibockreuter Innenprobe	26,4 } 22,85	68,4 } 65,1	92,9 } 91,0	39,8 } 39,8
Dreibockreuter Außenprobe	7,6	51,0	82,9	40,0

Zwischen den Gehalten der Bodenproben und der gesamten Reuter bestehen nur geringfügige Unterschiede.

Der Vitamin-C-Gehalt ergibt wohl in der Gesamtbilanz der Tabelle 3 das schon gewohnte Bild, ist aber im Einzelnen, wie aus Tabelle 2 ersichtlich, bei den verschiedenen Werbungsarten recht unterschiedlich. So kommt es häufig vor, daß die Reuteraußenproben oder die Bodenwerbung höhere Vitamin-C-Gehalte aufweisen als die Reuterinnenproben. L. SCUPIN [22] stellte an Äpfeln und Weißkohl fest, daß der Vitamin-C-Gehalt dieser Früchte sehr stark abhängig ist von der Temperatur ihres Lagers. Auch bei unseren Heuproben dürften ähnliche Beziehungen vorliegen. Leider wurden keine Temperaturmessungen im Heustock durchgeführt. Aus unserem Witterungsprotokoll geht jedoch hervor, daß vorwiegend beim ersten Schnitt und gerade diejenigen

Schläge die Erscheinung höherer Bodenwerbungs- und Außenprobengehalte an Vitamin C aufweisen, die schon kurz nach dem Schnitt wegen einsetzender Niederschläge aufgereutert werden mußten und sich daher noch ziemlich stark erhitzten.

2. *Beziehungen zwischen Vitaminbildung und Mineralstoffaufnhme.*

Da die Vitamin- und Mineralstoffgehalte der Tabelle 2 jeweils Durchschnittswerte der verschiedenen Versuchsparzellen darstellen, in denen die individuellen Verhältnisse des einzelnen Schlages verwischt werden, kommt für die Auffindung von Beziehungen zwischen Mineralstoffaufnahme und Vitamingehalt nur das Studium der künstlich getrockneten Proben aller einzelnen Schläge und Schnitte in Betracht. Während bei den zu Anfang erwähnten Vegetationsversuchen, welche in eindeutiger Weise einen Einfluß der Düngung auf die Vitaminbildung erkennen ließen, die miteinander verglichenen Gefäße oder Parzellen während des Wachstums unter den gleichen ökologischen Bedingungen standen, liegen in Bezug auf unsere Proben gänzlich andere Verhältnisse vor. Die auf ihren Vitamin- und Mineralstoffgehalt hin zu vergleichenden Pflanzen entstammen ja verschiedenen Betrieben, so daß bei ihnen außer einer unterschiedlichen Mineraldüngung auch andersartige klimatische und bodenkundliche Einwirkungen als variable Wachstumsfaktoren die Ausbildung der Vitamine beeinflussen konnten. Es ist also lediglich ein statistisches Experiment, ob sich innerhalb der zur Verfügung stehenden, unter rein praktischen Verhältnissen gewonnenen Proben, eine gewisse Parallelität zwischen Mineralstoffaufnahme und Vitamingehalt feststellen läßt.

Tabelle 4 zeigt die künstlich getrockneten Proben mit ihren Vitamin- und Mineralstoffgehalten. Aus der Literatur ist bekannt, daß vornehmlich der Carotingehalt auf höhere N-Düngung in stärkerem Maße reagiert. Eine augenfällige Abhängigkeit zwischen Vitamin- und Mineralstoffgehalt ist aus der Tabelle jedoch nicht zu ersehen. Es sind zwar eine Reihe von Proben vorhanden, wie Nr. 4, 9, 11, 12, 16, 25, 37 und 38, bei denen niedrigere N-, zum Teil auch P- und K-Gehalte in auffälliger Weise mit einem geringen Carotin- und bei 4, 11, 12, 16 auch B_2-Vorkommen, bei 26 C-Gehalt korrespondieren. Es stehen jedoch andere dagegen, wie Nr. 22, 26, 30 und 33, die bei ziemlich niedrigem Mineralstoffgehalt ausgesprochen gute Carotinwerte zeigen, oder wie Nr. 19, die trotz recht hoher N- und K-Aufnahme, bei niedrigem P-Gehalt allerdings, nur einen recht mäßigen Carotinwert aufweist. Da bei den Probeflächen keine ausgesprochene Mn-Mangelparzelle vorhanden war, ist eine Relation zwischen Mn-Aufnahme und Carotin-, oder Vitamin-C-Gehalt nicht feststellbar.

Überhaupt dürfte die Herkunft der Proben von gut geführten und deshalb ordentlich düngenden Betrieben der Anschaulichkeit einer Beziehung zwischen Mineralstoffaufnahme und Vitaminbildung hinderlich gewesen sein, da auf diese Weise die unteren Extreme, die in der breitesten Praxis durchaus häufig sind, zum Vergleich fehlen.

Tabelle 4

Nr.	Be-tr.	Pflanze	Schnitt	Zeit	Carotin mg/%	B_1 γ/%	B_2 γ/%	C mg/%	N %	P %	K %	Mn mg/%
1	F	Luzerne	1.	v. d. Bl.	15,85	491	1525	57,25	3,51	0,29	2,57	5,7
2	G		1.	„	17,9	388	1456	54,99	3,63	0,40	4,10	7,6
3	D	„	1.	„	16,03	447	1507	36,87	3,21	0,26	3,04	5,6
4	E	„	1.	„	*15,70*	463	*1445*	25,50	*2,82*	0,27	2,20	4,3
5	F	„	2.	„	20,09	513	1533	40,09	3,55	0,35	3,56	6,2
6	G	„	2.	„	15,13	449	1556	33,61	3,32	0,29	3,69	3,7
7	D	„	2.	„	17,66	521	1457	23,23	4,13	0,38	3,64	4,0
8	E	„	2.	„	17,18	478	1456	56,82	3,41	0,31	1,95	4,3
9	F	„	1.	i. d. Bl.	*13,5*	502	1486	38,60	*2,54*	0,28	2,56	7,2
10	G	„	1.	„	17,2	364	1458	50,49	3,53	0,33	3,07	7,8
11	D	„	1.	„	*11,74*	470	*1419*	44,90	*2,43*	*0,18*	*2,14*	4,6
12	E	„	1.	„	*13,67*	429	*1391*	*19,70*	*2,27*	0,30	*2,15*	4,9
13	F	„	2.	„	22,49	499	1510	40,31	3,02	0,28	3,36	5,6
14	G	„	2.	„	16,15	462	1502	36,23	2,93	0,28	3,13	3,6
15	F	„	2.	„	16,62	456	1749	29,00	3,61	0,34	3,29	16,8
16	E	„	2.	„	*15,77*	466	*1419*	44,90	*2,73*	*0,27*	*1,72*	5,6
17	F	Rotklee	1.	v. d. Bl.	16,8	477	1593	19,35	3,34	0,37	3,60	8,7
18	G		1.	„	19,8	378	1552	17,42	3,42	0,29	3,40	7,0
19	D	„	1.	„	14,63	427	1636	25,00	3,54	0,23	4,10	10,1
20	E	„	1.	„	18,54	414	1725	22,27	2,83	0,25	3,09	6,4
21	F	„	2.	„	16,15	470	1675	21,67	3,44	0,33	4,41	9,5
22	G	„	2.	„	19,90	566	1672	42,50	2,62	0,25	2,82	3,3
23	D	„	2.	„	19,33	494	1763	19,50	3,57	0,30	4,22	7,7
24	E	„	2.	„	18,96	456	1846	29,68	3,40	0,33	3,43	5,3
25	F	„	1.	i. d. Bl.	*15,12*	439	1580	21,21	*2,68*	*0,24*	3,01	10,5
26	G	„	1.	„	19,5	402	1619	11,17	2,26	0,19	1,85	5,9
27	D	„	1.	„	15,93	391	1616	23,80	3,06	0,23	3,04	10,5
28	E	„	1.	„	17,88	393	1632	41,98	2,60	0,25	3,25	6,0
29	F	„	2.	„	16,50	450	1622	19,55	3,65	0,26	3,46	9,1
30	G	„	2.	„	21,29	553	1715	32,25	2,47	0,24	2,46	3,5
31	E	„	2.	„	18,42	421	1689	28,88	2,69	0,29	3,28	5,5
32	F	Wiesengras	1.	v. d. Bl.	10,1	373	1046	27,32	2,74	0,46	4,52	10,3
33	G	„	1.	„	11,2	408	1270	11,72	1,53	0,25	2,81	7,5
34	D	„	1.	„	10,56	244	1219	19,49	2,08	0,29	3,87	12,7
35	E	„	1.	„	13,72	255	1138	9,52	1,81	0,29	3,50	10,4
36	F	„	1.	i. d. Bl.	10,75	285	1017	27,73	2,35	0,37	4,10	16,1
37	G	„	1.	„	*9,51*	399	1247	10,58	*1,30*	*0,19*	2,98	5,6
38	D	„	1.	„	*9,48*	228	1306	22,51	*1,56*	*0,18*	*2,21*	11,6
39	E	„	1.	„	12,72	304	1087	8,94	1,72	0,34	3,74	10,3
40	B	„	1.	„	16,22	281	1332	30,90	1,78	0,29	3,51	5,4
41	F	„	1.	„	12,43	249	1339	33,66	1,80	0,26	4,04	5,1

3. *Die Niederschlagsmenge während des Trocknungsprozesses und ihr Einfluß auf den Vitaminverlust.*

Prinzipiell läßt unser Untersuchungsmaterial erkennen, daß stärkere Niederschläge während der Trocknungszeit die Vitaminverluste der am Boden geworbenen Proben weit mehr steigern, als die der Reuterinnenproben.

Darüber hinaus soll das Carotin, als das wichtigste und labilste der untersuchten Vitamine noch einer näheren Betrachtung unterzogen werden hinsichtlich seiner Verlustgefährdung durch Regenfälle während der Trocknung.

Beim Vergleich der Analysenwerte mit den Niederschlägen, denen die Proben ausgesetzt waren, fällt auf, daß die Serien, die stark beregnet wurden, eine größere Diskrepanz der Carotingehalte zwischen „künstlich getrocknet" und den andern Werbungsarten aufweisen, als die Proben mit geringeren Niederschlagsziffern. Um dem in wenigen Zahlen Ausdruck zu verleihen, bildeten wir von jeder Serie das arithmetische Mittel aus den Carotingehalten für Bodentrocknung, Schwedenreuter innen und außen, sowie Dreibockreuter innen und außen und setzten es in ein prozentisches Verhältnis zum Carotingehalt der zugehörigen künstlich getrockneten Probe. Jede Serie ergibt so nur diese eine Prozentzahl, die in Tabelle 5 gemeinsam mit dem zugehörigen Regenwert aufgeführt ist.

Tabelle 5

Serie	Luz. 1. Schnitt		Luz. 2. Schnitt		Klee 1. Schnitt		Klee 2. Schnitt		Gras 1. Schnitt	
	% v. k.getr.	mm Regen	% v. k.getr.	mm Regen	% v. k.getr.	mm Regen	% v. k.getr.	mm Regen	% v. k.getr.	mm Regen
1	21,5	23,0	17,4	92,7	13,5	42,7	9,0	90,5	31,6	27,4
2	13,8	43,3	16,2	108,2	15,6	45,0	26,1	12,2	28,2	44,8
3	8,4	45,0	20,8	61,0	9,2	92,0	11,2	69,0	38,6	46,5
4	9,3	42,2	21,8	42,7					10,8	38,2
5									23,3	28,5
6									30,2	29,3

Die Zahlen zeigen eine deutliche Abhängigkeit des im Heu verbleibenden Carotingehaltes von der Beregnung während des Trocknens. Eine streng lineare Beziehung ist natürlich nicht herzuleiten, weil ja Hanglage, verschiedene Abtrocknungsgeschwindigkeit usw. den Regenmengen wiederum eine unterschiedliche Wirksamkeit verleihen. Immerhin ist ersichtlich, daß durch starke Beregnung im Heustock die nach den unvermeidlichen Oxydations- und Auswaschungsverlusten verbleibende Carotinmenge um weitere 30—65% vermindert werden kann. Beim Gras sind die Beregnungsverluste verhältnismäßig geringer als bei Luzerne und Rotklee. Der niedrige Wert in Serie 4 ist begründet durch die Lage der Wiese an der Unterseite eines Hangs, so daß die Bodenwerbung besonders schlecht abschnitt.

Zusammenfassung:

Es wurde eine Anzahl von 140 verschiedenartig geworbenen Luzerne-, Rotklee- und Wiesenheuproben auf ihre Gehalte an Carotin, Vitamin B_1, Vitamin B_2, Vitamin C, N, P, K und Mn untersucht.

1. Es zeigen sich sehr unterschiedliche Werbungsverluste dieser 4 Vitamine gegenüber den gleichzeitig künstlich getrockneten Proben derselben Parzelle.

Die höchsten Vitaminmengen wurden durchschnittlich in den künstlich getrockneten Proben „vor der Blüte" gefunden. Es folgten die künstlich getrockneten Proben „in der Blüte". Den nächsthöchsten Gehalt zeigten mit geringen Unterschieden die Innenproben von Schweden- und Dreibockreuter, denen die Bodenproben und zuletzt die Reuteraußenproben folgen. Auch die gesamte Reutermasse liegt in ihrem Vitamingehalt noch über dem der Bodenwerbung. Hier ist beim Carotin der Dreibockreuter dem Schwedenreuter wegen des geringeren Volumenanteils an minderwertigem Außenheu beträchtlich überlegen.

Den stärksten Vitaminverlust zeigen Carotin und Vitamin C. Die B-Vitamine, besonders Vitamin B_2, erwiesen sich in ihrem prozentualen Verlustanteil gegenüber den künstlich getrockneten Proben als wesentlich unempfindlicher.

2. Die aus zahlreichen Vegetationsversuchen bekannte Beziehung zwischen Mineraldüngung und Vitaminbildung ließ sich an unseren aus unterschiedlichen Standortbedingungen zusammengetragenen Proben nicht eindeutig erkennen. Einer größeren Anzahl von Fällen, in denen niedrige Mineralstoffaufnahme mit auffallend geringen Vitamingehalten in der Pflanze zusammentrafen, standen einige Proben gegenüber mit umgekehrter Tendenz.
3. Starke Niederschläge während der Trocknung des Pflanzenmaterials am Boden und auf dem Reuter verursachen weitere Carotinverluste bis zu etwa $^2/_3$ der nach den unvermeidlichen Werbungsverlusten verbliebenen Menge.

Literaturverzeichnis

[1] ALTEN, F. u. H. WEILAND: Untersuchungen über die kolorimetrische Manganbestimmung mit Persulfat. Ztschr. f. Pfl. Ern.Dgg. u. Bkd. Teil A, 30, 193, 1933.

[2] BOOTH, V. H.: Recent Advances in Estimation of Vitamins A. Research 3, 497 (1950), zit. nach W. IRION u. P. MOLDRICKX, Landw. Forschg. Bd. 4, Heft 2, 1952, 155.

[3] BRONSART, H. VON: Erhöhung des Vitamin-C-Gehalts durch Mangandüngung. Ztschr. f. Pfl. Ern. Dgg. Bkd. 51. (96) Bd. 1950, S. 153.

[4] GSTIRNER, F.: Chemisch-physikalische Vitaminbestimmungsmethoden. Enke Verlag 1951, S. 80.

[5] HAHN, F. V. VON und J. GÖRBING: Zeitschr. Untersuchg. Lebensmittel, 65. 1933, 601.

[6] HARTFIEL, W.: Vergleichende Untersuchungen über den Nähr- und Mineralstoffgehalt von Heu- und Grünfutterproben in Abhängigkeit von der Art der Werbung, der Witterung und der Lagerung. Archiv f. Tierernährung Bd. 2, Heft 5, 292.

[7] KELLNER, O. u. A. SCHEUNERT: Grundzüge der Fütterungslehre. Paul Parey 1952.

[8] KIRSCH, W. u. H. SPLITTGERBER: Vollwertige Ernährung der Milchkühe. Parey-Verlag 1952.

[9] KUHN, R. u. H. BROCKMANN: Methodenbuch des Verb. Deutsch. Landw. Untersuchungsanstalten Bd. IV, 15 (1941).

[10] OTT, M.: Angew. Chem. 50, 1937, 75 und Der Vitamingehalt des Grünlandes bei verschiedener Düngung. Fortschr. d. landw. chem. Forschg. 1938, S. 236.

[11] PFAFF, C. u. G. PFÜTZER: Über den Einfluß der Ernährung auf den Carotin- und Askorbinsäuregehalt verschiedener Gemüse und Futterpflanzen. Ang. Chem. 50, 179 (1937).

[12] PFÜTZER, G. u. C. PFAFF: Untersuchungen auf Gehalte an Carotin und Vitamin C bei Gemüsen und Futterstoffen. Angew. Chemie 48, S. 581, 1935.

[13] PFÜTZER, G. u. C. PFAFF: Einfluß der Düngung und Belichtung auf die Vitaminbildung in der Pflanze. Die Umschau 39 (917) 1935.

[14] PFÜTZER, G. u. G. PFAFF: Zusammenhänge zwischen Mineralstoffaufnahme und Vitamingehalt von Pflanzen. Fortschr. d. landw. chem. Forschg. 1937 S. 104.

[15] PFÜTZER, G., C. PFAFF, H. ROTH: Die Vitaminbildung der höheren Pflanze in Abhängigkeit von ihrer Ernährung. Landw. Forschg. IV. Bd. Heft 2 (1952).

[16] PFÜTZER, G. u. H. ROTH: Über den Einfluß der N-Ernährung auf den nach chemischer Methode bestimmten Vit. B_1-Gehalt von Getreidekörnern. Fortschr. d. landw. chem. Forschg. 1939/40, S. 60.

[17] RADEMACHER, B.: Mangan und Manganmangel in Böden und Pflanzen. Die Phosphorsäure Bd. 12, Folge 4, 1952, S. 198.

[18] ROTH, H.: Die Bestimmung des für die Qualität von Ernteprodukten wichtigen Vitamins B_1. Fortschr. d. landw. chem. Forschg. 1938, S. 247.

[19] SCHEUNERT, A.: Der Vitamingehalt der deutschen Nahrungsmittel 1932. „Vitamine" Handb. f. Lebensmittelchemie 1, 1933, S. 768. Gräfe, G. Diss. Leipzig 1928. Deutsche mediz. Wochenschr. 1931, 835.

[20] SCHEUNERT, A.: Bedeutung von Vitaminen und seltenen Mineralstoffen für die Tierernährung. Schriftenreihe zur Fütterungslehre, Strothe Verlag Hannover.

[21] SCOTT, M. L., F. W. HILL, L. C NORRIS, G. F. HEUSER: Chemical Determination of Riboflavin. Journal of Biological Chemistry Vol. 165 No. 1 Sept. 1946.

[22] SCUPIN, L.: Vitamin-C-Untersuchungen an Äpfeln und Weißkohl. Vorratspflege und Lebensmittelforschung Bd. 4, Heft 1/2, 1941, S. 1.

[23] STAMMLER, H.: Über den Gehalt an Vitamin C bei Gräsern, Grünfuttermitteln, sowie Obst- und Gemüsearten in verschiedenen Reifestadien. Dissert. Frankfurt 1933.

[24] THOMAS, B. u. F. F. MOON: A preliminary study of the effects of manurial treatment, and oft the age on the carotene-content of grass. (The Empire Journal of Experimental Agriculture 6, 1938, 235.)

[25] TILLMANS, J.: Zeitschr. Unters. Lebensmittel 54, 33, 1927.